CB079361

SAÚDE PROATIVA

Autocuidado para um corpo e uma mente saudáveis

Dados Internacionais de Catalogação na Publicação (CIP)
(Claudia Santos Costa - CRB 8ª/9050)

Garves, Wilson
Saúde proativa : autocuidado para um corpo e uma mente saudáveis / Wilson Garves. – São Paulo : Editora Senac São Paulo, 2025.

Bibliografia.
ISBN 978-85-396-5451-2 (impresso/2025)
e-ISBN 978-85-396-5452-9 (ePub/2025)
e-ISBN 978-85-396-5453-6 (PDF/2025)

1. Saúde integral. 2. Autocuidado. 3. Corpo e mente.
4. Proatividade corporal. I. Título.

25-2424c CDD – 613
BISAC HEA010000
MED004000

Índice para catálogo sistemático:
1. Saúde integral : Autocuidado 613

WILSON GARVES

SAÚDE PROATIVA

Autocuidado para um corpo e uma mente saudáveis

EDITORA SENAC SÃO PAULO – SÃO PAULO – 2025

ADMINISTRAÇÃO REGIONAL DO SENAC NO ESTADO DE SÃO PAULO
Presidente do Conselho Regional: Abram Szajman
Diretor do Departamento Regional: Luiz Francisco de A. Salgado
Superintendente Universitário e de Desenvolvimento: Luiz Carlos Dourado

EDITORA SENAC SÃO PAULO
Conselho Editorial: Luiz Francisco de A. Salgado
Luiz Carlos Dourado
Darcio Sayad Maia
Lucila Mara Sbrana Sciotti
Luís Américo Tousi Botelho
Gerente/Publisher: Luís Américo Tousi Botelho
Coordenação Editorial: Verônica Marques Pirani
Prospecção: Andreza Fernandes dos Passos de Paula
Dolores Crisci Manzano
Paloma Marques Santos
Administrativo: Marina P. Alves
Comercial: Aldair Novais Pereira
Comunicação e Eventos: Tania Mayumi Doyama Natal

Edição e Preparação de Texto: Camila Lins
Coordenação de Revisão de Texto: Marcelo Nardeli
Revisão de Texto: Gabriel Joppert
Coordenação de Arte: Antonio Carlos De Angelis
Capa, Projeto Gráfico e Editoração Eletrônica: Veridiana Freitas
Ilustrações: Emerson Mousinho
Impressão e Acabamento: Maistype

Proibida a reprodução sem autorização expressa.
Todos os direitos desta edição reservados à

EDITORA SENAC SÃO PAULO
Av. Engenheiro Eusébio Stevaux, 823
Prédio Editora – Jurubatuba
CEP 04696-000 – São Paulo – SP
Tel. (11) 2187-4450
editora@sp.senac.br
https://www.editorasenacsp.com.br

© Editora Senac São Paulo, 2025

SUMÁRIO

NOTA DO EDITOR

Existem muitas formas de entender o que é saúde. Uma delas é a que nos apresenta Wilson Garves neste livro. Para ele, nosso corpo se relaciona diretamente com a mente e as emoções, refletindo essa conexão, e por isso requer cuidados amplos, que considerem esses diferentes âmbitos.

Segundo sua abordagem, por meio de práticas corporais, respiratórias e mentais, é possível fortalecer o corpo e torná-lo mais presente, capaz de evitar e enfrentar vulnerabilidades. Para isso, o autor propõe que desempenhemos um papel ativo no cuidado da nossa própria saúde, assumindo uma atitude mais proativa.

O livro está dividido em duas partes: a primeira reflete sobre proatividade corporal e questões que podem acometer nossa saúde, e a segunda traz sugestões de práticas integrativas e autoguiadas que lançam mão de ferramentas como movimento, respiração e consciência corporal.

É acreditando no bem-estar como peça fundamental da qualidade de vida das pessoas que o Senac São Paulo publica esta obra, que leva o universo do autocuidado a profissionais das áreas de saúde e bem-estar e a todo o público interessado no tema.

A todos que vivenciam o corpo como fonte de sofrimento e ainda desconhecem que, a partir de uma integração corpo-mente, é possível ter uma vida muito melhor.

AGRADECIMENTOS

Quero deixar um agradecimento especial a algumas pessoas que dedicaram seu valioso tempo à concretização deste livro.

Agradeço à Dra. Gloria Nilda Velasco Maroto, a Laíny Garves, a Luiza Donalisio, à Dra. Norma Yamanouye e à Dra. Thais Mauad, que contribuíram com reflexões e sugestões preciosas após a leitura crítica da primeira parte do livro. Na segunda parte, contei com o mesmo cuidado e empenho de Fernanda Leite Ribeiro. Agradeço também a Emerson Mousinho, cujas ilustrações magníficas trouxeram vida ao projeto, e a Maura Barros, cujo convite para ministrar um curso em sua cidade acabou sendo o pontapé inicial para a estruturação da Jornada da Proatividade Corporal, apresentada na segunda parte deste volume.

Recebi também o apoio significativo do Dr. Acary Souza Bulle Oliveira, de Adalberto Oliveira, Guilherme Ramos, Onete Coutinho, Sidney Latorre, Wendel Firmino Martins e de toda a equipe da Editora Senac São Paulo, em especial Camila Lins, a quem agradeço pela dedicação na edição e preparação do texto, além de tantas outras pessoas que colaboraram indiretamente para tornar este livro possível.

O sentimento que me envolve é de amor e beleza em cada detalhe!

Agradeço ainda ao meu irmão, José Donizete Garves, que ao deixar este mundo me inspirou a escrever este livro. Com ele aprendi que a vida é uma breve passagem e que devemos honrar cada minuto.

PREFÁCIO

Este livro traz uma particularidade marcante: ensina como você pode preparar e restaurar seu corpo durante esta magnífica jornada que se chama vida. Ele foi inspirado pelas experiências pessoais e profissionais do terapeuta ocupacional Wilson Garves. Nele, a complexidade da relação corpo-mente é apresentada de forma educativa, simples e direta.

O livro me despertou várias emoções, lembranças e um mantra, "beleza e paciência", aprendido durante minha infância, na época em que eu e meus irmãos Marcelo e Eneida moramos com os pais de minha mãe em um sítio no norte do estado de São Paulo, nas margens do rio Grande. Dizia minha avó: "Beleza é uma palavra composta de três palavras: *bet* = casa, *el* = Deus e *za* = morada, ou seja, 'onde Deus habita'. Tudo é belo. Se não for, paciência. Vai ficar". Esse ensinamento era para ser usado em todos os momentos de nossas vidas, não importando as condições. "E se não funcionar?", eu lhe perguntava. "Dobre a dose", dizia ela. Procurei incorporar essas palavras em minha vida, mas só fui entender o seu real significado em um momento de muita introspecção, como aquele vivido pelo autor deste livro ao passar um período sabático na Índia.

Juntamente com meus pais e a maioria dos irmãos, mudamo-nos para São Paulo quando eu tinha 16 anos de idade. Embora o frio e a garoa da cidade trouxessem uma vontade imensa de retornar à minha cidade, Olímpia, eu procurava viver da forma mais leve possível. Tive muita sorte. Até hoje sem saber como, ganhei uma bolsa integral do cursinho Objetivo, que me descortinou a amplitude do mundo maravilhoso do conhecimento, reforçando o meu desejo de ser médico. Em 1976, entrei na Escola Paulista de Medicina, que se tornou o meu lar.

Foram seis anos intensos, mas muito prazerosos. Posteriormente, fiz residência médica em neurologia. Querendo voltar para o interior mais como um médico generalista do que especialista, procurei a formação mais versátil possível. Mas nem tudo eram flores. Durante o meu R1, me encontrava em um estágio que não estava me trazendo satisfação. Ao descer as escadas do Hospital São Paulo para solicitar a modificação do treinamento, encontrei no terceiro andar o Dr. Douglas Rodrigues, responsável pela Comissão de Residência Médica. Ele estava angustiado pois tinha que encontrar alguém para ir ao território indígena do Xingu naquele dia. Na hora, voluntariei-me.

Foi a minha primeira viagem de avião – voei de TransBrasil para Brasília e, de lá, em um avião da FAB, sem assento, até o Xingu. Lá, muitas experiências e emoções, o meu momento de samádi, a suspensão e compreensão da existência e a comunhão com o universo.

Tudo era novo e surpreendente, mas pouco entendido. Eu não sabia quase nada dos nossos indígenas, das suas crenças e línguas. Minha sorte foi o aprendizado imersivo com Aritana Yawalapiti – conheci um belo professor da vida. Dizia ele: "Quem fez o mundo, do nada, foi o pai da luz. Cada pedacinho de luz foi usado para fazer algo. Primeiro, veio a terra. Depois a vegetação mais baixa e depois as árvores. Delas, os animais e o homem. Tudo tem o seu ciclo e permite a criação de outras coisas. Quando um casal tem um filho, ele foi dado pela natureza. Agora aquele casal tem um débito com a natureza. Na casa onde aquele casal vive, as pessoas juntas também assumem esse débito, assim como a aldeia e a tribo. Quando o corpo daquele ser morre, ele é enterrado e vai fazer parte do alimento da natureza. Entretanto, para que o ciclo seja completo, há necessidade da transmigração do espírito para a aldeia boa". Aritana explicava: "Ao nascer, aquele ser recebe no meio do seu peito um pedacinho de luz, que é só dele, enquanto a maior parte do peito é de não luz. Aquela luz bem treinada vira dom, um dom só dele e que deverá ser utilizado para preencher a não luz de todas as coisas, dos animais, do outro ser humano e até da natureza". E continuava: "Procurar a semelhança no diferente é a nossa missão, completar a não luz é a nossa vocação".

Voltei do Xingu transformado. Aprendi que a vida é uma valiosa passagem, como a água corrente de um rio. Por ela, passam amizades, amores e inesquecíveis sentimentos positivos e negativos. Aprendi que podemos fazer escolhas e reconhecer a brevidade dessa passagem e lapidar apenas o que nos agrega, dignifica e edifica. Desde então, para mim, a medicina nunca mais foi a mesma. Já não me bastava assistir, educar e pesquisar. Eu tinha que pagar a minha "dívida", mas para isso necessitava de um corpo preparado e uma mente aberta. E como chegar a isso?

Incrivelmente, este livro traz as repostas às minhas indagações. Ele confere consciência, nomeia fantasmas, amplia horizontes e apresenta formas de alterar o nosso destino para melhor. Um livro que nos ensina a envelhecer sem ficarmos velhos. Eu poderia resumi-lo em três eixos:

1. **Projeto: ter um corpo saudável (genética, proatividade – física, corporal, comportamental)**

   "Restaure seu corpo, sua virtude será contínua. Restaure sua casa, sua virtude será abundante. Restaure sua província, sua virtude será crescente. Restaure seu reino, sua virtude será farta. Restaure seu mundo, sua virtude será vasta." (Tao Te Ching)

   Antes de alcançar o objetivo, é preciso ter um bom projeto, utilizar material apropriado, construir adequadamente, preservar o corpo, restaurá-lo quando necessário e utilizá-lo com racionalidade.

2. Missão: pagar a conta

"Venho do século passado e trago comigo todas as idades. O que vale na vida não é o ponto de partida, e sim a caminhada. Caminhando e semeando, no fim terás o que colher. Feliz aquele que transfere o que sabe e aprende o que ensina." (Cora Coralina)

"O que fizemos apenas para nós mesmos morre conosco; o que fizemos pelos outros e pelo mundo permanece e é imortal." (Albert Pike)

Com senso de alteridade, reconhecer que existem culturas e vidas diferentes e que elas merecem respeito em sua integridade é a melhor forma de gratidão.

3. Ação: conhecer a si mesmo (relação corpo-mente), doar-se e ser resiliente

"A primeira ação é fazer o bem, não importa a quem. A segunda é a autoeducação, é se aperfeiçoar sempre como ser humano. A terceira é criar espaço para a boa sorte acontecer na vida. A última é praticar a arte de melhorar o local onde se vive e onde se trabalha." (Ensinamento do feng shui)

Criar imagens favoráveis é fundamental para a saúde, pois as imagens da mente chegam às células de defesa. Isso não é mágica, é uma forma de ativar o cérebro. Substâncias produzidas pelo sistema nervoso central (neurotransmissores) influenciam as sensações de bem-estar e estresse e agem como mensageiras da mente para todo o corpo.

Saúde é mais do que um estado de completo bem-estar físico, mental e social, mais do que apenas ausência de doença ou enfermidade. O conceito implica a capacidade de aproveitar a vida e de enfrentar novos desafios. E esta leitura vai explorar esses caminhos. Espero sinceramente que você a desfrute. Leia este livro com paciência, em toda a sua beleza.

Prof. Dr. Acary Souza Bulle Oliveira
Médico neurologista
Responsável pelo Setor de Investigação em Doenças Neuromusculares,
Universidade Federal de São Paulo (Unifesp)

APRESENTAÇÃO

Ao longo de quase trinta anos, venho trabalhando com pacientes em condições de saúde muito debilitada. Meu contato com essa população, tão desafiadora, despertou minha curiosidade e me motivou a buscar respostas para além daquelas encontradas nos livros acadêmicos, embora estes sejam indispensáveis.

No âmbito da ciência, sinto-me grato por ter estudado terapia ocupacional e por ter contado com excelentes professores, que, nos limites do rigor técnico-científico, me possibilitaram enxergar o ser humano de maneira mais próxima de seu sofrimento. Isso só foi possível porque essa área do conhecimento abrange uma visão mais completa do ser humano, que deve ser compreendido tanto biológica e anatomicamente quanto mentalmente, o que considera a forma como seus pensamentos e crenças são constituídos, além de seu estado emocional e motivação para viver. Torna-se quase impossível não desenvolver compaixão pela natureza humana após formar-se nessa carreira de estudo tão sensível. Esse contexto de saúde ampla contemplado pela terapia ocupacional envolve pessoas em atividade em múltiplos ambientes. Em outras palavras, essa visão integral ajudou-me a encontrar muitas possibilidades criativas para serem utilizadas com esses pacientes com saúde mais fragilizada.

Em meu consultório de terapia ocupacional, adotei, na grande maioria das vezes, uma abordagem centrada no corpo e na mente, que aprendi com o método Meir Schneider – Self-Healing. Iniciei meus estudos e práticas nesse método no ambulatório de fisioterapia e terapia ocupacional da Universidade Federal de São Carlos, no ano de 1993. Ainda como estudante, participei de um núcleo de pesquisa do método e, mais adiante, tornei-me instrutor, aqui no Brasil, da School for Self-Healing, cuja sede fica nos Estados Unidos.

Após mais de 19 mil atendimentos realizados e o contato com mais de 5 mil alunos utilizando esse método, percebi nossa capacidade de superação e o grande valor que devemos dar à nossa vida. Essas pessoas, pelas quais sinto imensa gratidão, me ensinaram que lutar para termos qualidade de vida é um dos maiores propósitos de nossa existência.

Compreendi que o mesmo método que utilizei com esses pacientes, sobretudo com aqueles que perderam a saúde em decorrência do estresse e de um estilo de vida opressor, poderia também ser utilizado para ajudar pessoas a ganhar empoderamento e maior consciência de si mesmas antes que esses males se manifestassem, resultando em um curso de vida mais saudável. Embora não seja possível afirmar com absoluta certeza que os cuidados prévios em relação ao nosso corpo e à nossa saúde possam nos livrar de moléstias graves, sinto que esse conhecimento precisa ser difundido. Independentemente de ser possível ou não prever qualquer situação de saúde frágil, devemos nos preparar para enfrentar com sabedoria e força os desafios que afetam tanto o corpo quanto a mente.

Justamente por esse motivo, um dos pontos que serão abordados neste livro são as crenças que limitam nossas ações. Essas crenças, influenciadas pela cultura, estão tão arraigadas em nossa vida que acreditamos que somos incapazes de cuidar de nós mesmos: "Se não houver um doutor (de jaleco) por perto, nada poderei fazer por mim em relação à minha própria saúde". Por isso, um dos objetivos aqui é provocar a reflexão sobre nossas potencialidades internas e sobre a autorresponsabilidade quando precisamos de um médico. Apenas a experiência pode confrontar e substituir qualquer sistema de crenças.

Em 2023, como expressão de gratidão pela minha jornada com o método Meir Schneider - Self-Healing, publiquei o livro *Toque terapêutico: ciência e sensibilidade - conquiste saúde, ganho de movimento, consciência corporal e alívio de dor* (Editora Appris), que visa ensinar aos profissionais da saúde alguns dos conceitos do método, especialmente os toques terapêuticos, tendo sido semifinalista do prêmio Jabuti Acadêmico em 2024.

Já este livro que agora apresento teve como impulso a angústia de perceber tantas pessoas sofrendo pela simples falta de acesso a informações sobre práticas naturais. O insight veio do meu canal no YouTube, com mais de 2 milhões de visualizações e 62 mil seguidores.[1] Por meio dos relatos feitos no canal, pude perceber o quanto as pessoas são beneficiadas por algumas das informações divulgadas, que agora pretendo apresentar no formato de livro.

Aqui você encontrará reflexões e sugestões de práticas que me acompanharam por décadas. Muitas delas pude compartilhar e aplicar junto a muitos pacientes e alunos. A ideia é ajudar no (re)conhecimento do potencial de cada um para superar dores, vencer os desafios do estresse e ter uma vida mais harmoniosa e com bem-estar. Meu desejo é que essas reflexões se transformem em estímulo para reexaminarmos e questionarmos eventuais crenças que possam limitar um caminhar equilibrado e saudável. Além disso, espero que essas reflexões inspirem a inclusão de algumas práticas que envolvem o corpo e a mente no cotidiano, pois percebo que essas pequenas mudanças podem resultar em sabedoria e proporcionar experiências muito enriquecedoras. Não pretendo promover soluções mágicas, mas, humildemente, colaborar para que possamos realizar um encontro com a saúde, a paz e o bem-estar.

Existem pelo menos três alternativas ou caminhos a seguir quando estamos enfermos ou buscamos meios para nos manter saudáveis. O primeiro, o tradicional, refere-se à nossa busca por médicos e outros

1 Dados de março de 2025.

profissionais da saúde de maneira presencial. Esse é um caminho imprescindível e importante para obter um diagnóstico preciso e um encaminhamento adequado em relação às nossas necessidades. Infelizmente, no contexto da saúde pública, o sistema é, em muitos casos, falho e sucateado, incapaz de atender dignamente todas as pessoas que dele dependem. Assim, o serviço prestado é muitas vezes superficial e não transforma nem conscientiza as pessoas sobre, por exemplo, o que pode ter levado a uma situação de saúde frágil.

O segundo caminho surge quando buscamos práticas complementares ou consideradas alternativas ao modelo de saúde convencional vigente. Muitas vezes, essas práticas são categorizadas dessa forma por não seguirem os protocolos da medicina baseada em evidências. Elas são frequentemente utilizadas como tratamentos paliativos para algumas doenças crônicas e estão se popularizando no Brasil como práticas integrativas e complementares em saúde, as chamadas PICS; são procedimentos ou tratamentos que utilizam recursos terapêuticos baseados em conhecimentos tradicionais. Também são usadas para prevenir diversas doenças e podem ser encontradas nos serviços públicos do Sistema Único de Saúde (SUS).[2]

No entanto, sinto que há a necessidade de um terceiro caminho, que é a postura do autocuidado e do empoderamento por meio das vias naturais, com práticas que integram o corpo e a mente. Esse caminho capacita a pessoa a ampliar o autoconhecimento sobre a estrutura do seu corpo-mente e precisa, fundamentalmente, ser vivenciado. Nesse terceiro caminho, busca-se, por meio do saber que vem do organismo, fazer o máximo para ter uma boa saúde, atuando como um agente da própria saúde. O que se discute neste livro é precisamente este terceiro caminho, que não exclui de forma alguma as práticas das abordagens anteriores, pois as fontes que utilizo para construir o autoempoderamento vêm delas.

[2] Para saber mais sobre as PICS, consulte o site do Ministério da Saúde: https://www.gov.br/saude/pt-br/assuntos/saude-de-a-a-z/p/pics (acesso em: 13 mar. 2025).

Talvez o sistema de crenças predominante favoreça o modelo de doença, afastando-nos da consciência do autoempoderamento ou distraindo-nos do que é essencial em nossa vida. Embora devamos buscar orientação médica e seguir os tratamentos recomendados, é crucial nos empoderarmos com o conhecimento e tudo o que possa nos fortalecer. Quanto mais fortalecidos estivermos, menos dependentes e passivos seremos. Este livro foi concebido para capacitar o paciente a se tornar agente de sua própria saúde, por meios não farmacológicos envolvendo práticas corporais e mentais. Esse conhecimento não deve ser simplesmente aceito, mas sim comprovado por meio da reflexão e da prática.

O termo "proativo" é amplamente utilizado no meio corporativo e empresarial e achei apropriado adotá-lo aqui como referência de posicionamento, exatamente da forma como é usado no ambiente empresarial. Assim como uma empresa precisa ser bem gerenciada, visualizada e cuidada e antecipar-se aos desafios futuros para sobreviver com vigor por muitos anos, nossa saúde também deve ser entendida dessa maneira e tratada com sensibilidade, amor e dedicação ao que é essencial: a vida.

Por que devemos considerar uma abordagem proativa em relação à saúde? Em primeiro lugar, muitas doenças surgem devido a desequilíbrios no sistema orgânico. A abordagem proativa envolve o corpo como gestor desse equilíbrio, integrando os aspectos físico, emocional e mental. Para manifestar essa abordagem, é necessário buscar conhecer as ferramentas do próprio corpo que promovam equilíbrio e boa saúde, além de praticá-las. O autoconhecimento é essencial para avançar na proatividade corporal; ninguém nasce sabendo, e todos têm o direito de aprender o que é possível fazer para evoluir na vida. Essa abordagem oferece a oportunidade de se afastar de qualquer visão limitadora que possa impedir uma vida de alegria, bem-aventurança e saúde, mesmo quando enfrentamos fragilidades.

O livro está dividido em duas partes. Na primeira, composta por nove capítulos, são apresentadas reflexões sobre questões que podem afetar nossa saúde e o que podemos fazer para promover um corpo-mente participativo na busca e manutenção da saúde. São discutidos conceitos e argumentos para nos tornarmos protagonistas de nossa própria saúde, suscitando reflexões sobre ações que podemos realizar individualmente ou que dependem apenas de nossa vontade para iniciar transformações.

Na segunda parte, composta por seis capítulos, são apresentadas experiências corporais e mentais, incluindo práticas transformadoras organizadas em um modelo de jornada com cinco etapas. Cada etapa apresenta exercícios de fácil assimilação que nos preparam para a próxima fase, proporcionando uma consciência educativa que engloba corpo e mente. Essas práticas funcionam como uma introdução concisa para experimentarmos uma realidade de vida diferente no corpo, permitindo sentir e desfrutar de felicidade, produtividade e realização. Não pretendemos convencer, mas sim incentivar o leitor a refletir e se conscientizar sobre as inúmeras possibilidades para uma vida melhor, dia após dia.

Por fim, encorajamos o leitor a avançar na direção de tudo o que é possível fazer individualmente para alcançar uma vida que se aproxime da plenitude da saúde. Com uma abordagem não ficcional e realista, é importante assumir a autorresponsabilidade sobre o que podemos fazer por nós mesmos, enfrentando os desafios com lucidez e amor pela vida, independentemente das condições presentes. A jornada é mais importante do que o destino. Talvez seja necessário esvaziar a mente o suficiente para experimentar sem julgar, apenas perceber com firmeza tudo o que um corpo-mente equilibrado pode nos proporcionar.

Boa leitura!

REFLEXÕES SOBRE CORPO E MENTE

PARTE I

CAPÍTULO 1

ACONTECIMENTOS SILENCIOSOS EM UM CORPO ESQUECIDO

"Nosso corpo é antes de tudo um centro de informações para nós mesmos."

Pierre Weil e Roland Tompakow

Por muitos anos imaginei como seria maravilhoso já nascer com a maturidade e o discernimento suficientes para que nossas escolhas do dia a dia resultassem em boa saúde, e que ela pudesse ser sustentada vida afora. Hoje compreendo que esse estágio mais maduro e de mais conhecimento se atinge durante a caminhada, acertando e errando e assim ganhando consciência e aprendizado ao final de cada trilha. Esse grau de consciência que envolve corpo, mente e saúde é justamente o que quero pôr em pauta aqui.

Aprendi a caminhar observando meus passos e os de muitas outras pessoas que tive o privilégio de conhecer, e quero compartilhá-los. As duas histórias que relato a seguir me impactaram, pois me fizeram compreender que a vida merece ser vivida com alegria, amor, bem-estar e muita saúde.

A primeira história é sobre um rapaz extremamente simpático e amigável que conheci no ano de 1998. Era casado e pai de duas crianças ainda pequenas. Embora tivesse iniciado uma carreira no jornalismo, quando o conheci ele trabalhava em um supermercado da família. Como os negócios não iam bem, ele largou a profissão de que tanto gostava para se dedicar à administração da empresa familiar, numa tentativa de resolver a situação financeira pela qual estavam passando. Certo dia, enquanto folheava uma revista semanal de notícias, deparou-se com uma mensagem publicitária que o impactou. O texto dizia: "Todo pai que não possui um seguro de vida é irresponsável". Imediatamente após ler esse anúncio, pegou o telefone e contratou um excelente seguro de vida.

Cerca de dois meses após a contratação do seguro, começou a sentir algo estranho em seu corpo, uma sensação rara de que suas pernas não estavam respondendo a seus comandos. Dias depois, começou a tropeçar, buscou ajuda médica e rapidamente recebeu o diagnóstico de esclerose lateral amiotrófica, uma doença que afeta áreas cerebrais e causa muitos danos ao organismo, incluindo a perda da mobilidade. Nesse caso, ele primeiro parou de andar e levantar os braços; aproximadamente um ano e meio depois, também perdeu a capacidade de falar. Por fim, o sistema cardiorrespiratório foi gravemente afetado e ele faleceu.

Mesmo antes de falecer, ele teve acesso ao prêmio do seguro de vida, pôde quitar o financiamento do apartamento da família e deixar uma boa reserva financeira para a esposa e os filhos. Esse episódio demonstra para mim o grau de sensibilidade dessa pessoa e a recompensa recebida por dar ouvidos à sua intuição ao adquirir o seguro de vida.

Outra pessoa que também conheci foi um engenheiro muito dedicado ao trabalho, com quase 40 anos de idade, casado e com dois filhos pequenos. Ele ocupava um cargo de liderança em uma fábrica e, de acordo com informações que ele mesmo forneceu, chegava a passar até dois dias inteiros sem dormir para resolver problemas da empresa. Certo dia, começou a apresentar sintomas muito semelhantes aos do caso anterior. Após consultar vários médicos, também recebeu o diagnóstico de esclerose lateral amiotrófica. Durante meses, passou por terapias e sessões de fisioterapia, no entanto, a família decidiu, em conjunto com o plano de saúde, mantê-lo em casa, com o auxílio de equipamentos médicos, até que viesse a falecer alguns anos depois.

O que esses dois casos têm em comum vai além do diagnóstico clínico. Considerando os padrões da classe média brasileira, ambos os indivíduos levavam uma vida aparentemente bem-sucedida, com uma família unida e filhos em desenvolvimento saudável. No entanto, os dois também viviam momentos de intensa pressão externa. No primeiro caso, havia discordância entre os membros da família em relação aos rumos e à gestão da empresa familiar, inclusive com a iminência de falência. No segundo, além de trabalhar muito, a pessoa tinha dificuldades de perceber seus próprios limites e sofria pressões de seus superiores.

Diante de tantas pressões, vale nos perguntarmos até onde vai nosso limite para suportar as demandas. A história dessas duas pessoas torna nítido que, infelizmente, para elas não foi possível lidar com essas demandas adequadamente. Aliás, melhor dizendo: embora conseguissem resolver as demandas, o preço pago pelo organismo foi muito alto.

Nesse sentido, é importante destacar a observação do endocrinologista Hans Selye,[1] que aponta que a "resposta ao estresse" pode ser desencadeada tanto por pensamentos negativos quanto por situações de conflitos emocionais. Essa resposta se manifesta no organismo por meio de duas reações: uma nervosa e outra hormonal. Abordaremos esse tema com mais detalhes no capítulo 5, dada a sua extrema importância em razão dos prejuízos significativos que impõe para a saúde.

Ambos os indivíduos eram seres humanos notáveis, sensíveis e tinham uma preocupação com os problemas que iam além de seu círculo mais próximo. Tive a honra de conhecê-los em meu consul-

1 SELYE *apud* JANSSEN, Thierry. **A solução interior**. Rio de Janeiro: BestSeller, 2008.

tório de terapia ocupacional, onde meu objetivo era ajudá-los a ter qualidade de vida, mesmo diante do prognóstico de uma doença neurológica tão desafiadora.

Naquela época, com regularidade, eu atendia diariamente pelo menos oito pacientes, realizando uma ou duas sessões por semana. A maioria deles enfrentava grandes dificuldades, como dores crônicas, doenças neurológicas e sintomas de estresse e exaustão. No entanto, devo admitir que acompanhar o processo desses dois pacientes foi particularmente difícil, pois seus casos eram diferentes dos que normalmente chegavam a meu consultório.

Esses dois exemplos se destacavam dos demais pois as intervenções que realizávamos durante as sessões não conseguiam acompanhar o ritmo da progressão da doença, contrariando a grande maioria dos outros casos, nos quais conseguíamos melhorar a qualidade de vida e ajudar na superação, mesmo diante das perdas contínuas.

Nesse período, algo me chamava muito a atenção. Pelo menos em 90% dos casos neurológicos que eu atendia, os pacientes relatavam a ocorrência de eventos emocionalmente impactantes antes de os primeiros sintomas das doenças surgirem. Os casos que me permitiram ter essa reflexão eram os de pessoas que sofriam de doenças como esclerose múltipla, doença de Parkinson, acidente vascular cerebral, esclerose lateral amiotrófica, entre outras neuropatias.

Isso me fez refletir sobre a possibilidade de existir uma predisposição genética[2] às doenças apresentadas e me questionar se haveria alguma maneira de evitá-las. A pergunta que eu me fazia era quanto nossas escolhas do dia a dia determinavam o surgimento das doenças, assunto que abordarei mais detalhadamente no próximo capítulo.

Como profissional que exercia a escuta ativa, eu percebia uma espécie de reação silenciosa e inevitável do organismo. Mesmo não sendo visível aos olhos, parecia-me nítido que havia um embate

[2] Hoje já é possível fazer exames e constatar a predisposição genética de um indivíduo a determinadas moléstias e doenças.

entre as células dos músculos, a corrente sanguínea e o cérebro, que se mobilizavam para lidar com a pressão ou conflito emocional em questão.

Como terapeuta ocupacional, eu tinha duas funções principais. Em primeiro lugar, era preciso intervir corporalmente, por meio de toques terapêuticos e manobras de mobilização, na tentativa de deter ou retardar as perdas funcionais, proporcionar alívio para as dores por meio do relaxamento muscular e, acima de tudo, promover melhorias nos movimentos, que tendiam a piorar a cada dia.[3]

A segunda frente de atuação era a educativa. Eu ensinava movimentos durante as sessões para serem praticados em casa, que tinham o objetivo de proporcionar não apenas bem-estar físico e superação das perdas, mas também de conscientizar sobre o potencial de fortalecimento e a capacidade do organismo de se manter ativo e resiliente.

Tanto os toques terapêuticos realizados em minhas intervenções quanto os movimentos ensinados para serem praticados em casa eram procedimentos sobretudo advindos dos ensinamentos do método Meir Schneider - Self-Healing, já mencionado na seção de apresentação deste livro. Esse trabalho tem como premissa básica o desenvolvimento da consciência corporal e dos movimentos. Meir Schneider, criador do método, afirma que é por meio dos movimentos conscientes que alcançamos transformações e cura em nosso organismo.

No processo terapêutico, o estímulo ao autoconhecimento era uma parte fundamental e constante. O objetivo era que, a cada prática, o paciente desenvolvesse uma percepção mais clara de si mesmo e de tudo o que ele poderia fazer para superar eventuais perdas. Como terapeuta, eu mantinha meu foco e ações voltados à facilitação desse processo.

[3] Massagens regenerativas dos tecidos, com foco no estímulo sensorial e neurológico. Esses procedimentos se encontram no livro *Toque terapêutico: ciência e sensibilidade* (Editora Appris, 2023), de minha autoria.

Sentia-me extremamente responsável por esses pacientes, pois eles optaram por buscar em mim um acompanhamento semanal e uma abordagem diferente das terapias e fisioterapias mais convencionais. Eles eram pessoas com condições neurológicas degenerativas permanentes. Por isso, eu me esforçava para me manter atualizado, não apenas em relação ao método principal que eu utilizava, mas também a outras abordagens de reabilitação, tanto as convencionais quanto as complementares e alternativas. Tudo isso tinha como objetivo proporcionar a essas pessoas o máximo de empoderamento em relação às suas condições corporais.

Eu mantinha uma observação cuidadosa sobre as principais perdas dos pacientes. Procurava me perguntar o que as doenças estariam "roubando" deles. Por exemplo: se eu percebia uma redução na vitalidade, tentava trabalhar a respiração de forma mais ampla; quando os movimentos de braços, mãos e pernas se tornavam limitados, eu procurava estimular movimentos no corpo e explorar maneiras de promover outros circuitos cerebrais para compensar as áreas afetadas. Em resumo, eu buscava atentamente elaborar ações para compensar as perdas que ocorriam.

Apesar de estar, em parte, cumprindo minha meta de ajudar os pacientes a lidar com essas perdas, especialmente em comparação com algumas modalidades mais tradicionais de fisioterapia e de terapia ocupacional, em determinado momento da minha vida passei a sentir certa tristeza ao considerar que poderia ter feito muito mais por eles se os tivesse conhecido antes do surgimento dos primeiros sintomas. Eu me questionava se teria sido possível reverter tanto sofrimento. Será que eu poderia ter feito algo para mudar o curso de vida daquelas pessoas durante os momentos de pressão e estresse vividos anteriormente?

Diante dessas profundas reflexões, senti a necessidade de dar uma pausa no trabalho e nos atendimentos e mergulhei em um período de recolhimento pessoal em busca de autoconhecimento, renovação, inspiração e uma maior conexão espiritual, que pudesse me orientar nesse dilema e em outros aspectos da minha vida pessoal.

Em dezembro de 2009, fechei meu consultório e embarquei nesse processo de imersão pessoal. Não tinha uma ideia clara de quanto tempo ficaria fora. Fui para a Índia, onde fiquei por cinco meses, em um lugar que já havia visitado quatro vezes anteriormente. Sabia que esse ambiente seria propício para uma estadia prolongada. E foi durante esse período de interiorização, sem pacientes, que comecei a elaborar um plano e um projeto que pudessem oferecer suporte e ajuda para as futuras "vítimas" do estresse e das opressões sentidas no corpo e na mente.

Essa experiência pessoal na Índia trouxe muitas transformações e foi extremamente rica para me ajudar a sanar a angústia que me abatia em relação aos cuidados com os meus pacientes. Afinal, foi nesse país que surgiu a ioga, uma tradição milenar que abarca com profundidade tanto as dimensões do corpo quanto da mente, promovendo a consciência de que não é possível ter qualquer separação entre essas duas estruturas. Ou seja, para o equilíbrio e a obtenção de uma boa saúde, essa "união" do corpo e da mente se faz extremamente necessária. Esse entendimento se traduz no princípio de que a saúde deve ser integral, isto é, não basta ter saúde apenas no corpo físico. A mente e as emoções devem compor essa totalidade de bem-estar. Adiante trataremos disso com mais detalhes.

Surgimento de uma experiência integrativa entre corpo e mente

Mesmo antes de embarcar para a Índia, entre os anos de 2004 e 2009, juntamente com alguns colegas, desenvolvemos o chamado Núcleo de Apoio Integrado em Self-Healing (NAIS), com o objetivo de proporcionar o acesso de pessoas em situação de necessidade, independentemente de sua condição financeira, a atendimentos do método Self-Healing. Em um espírito de apoio mútuo, os estagiários atendiam sob minha supervisão, e os pacientes contribuíam com o valor que podiam pagar. Com o tempo, os estagiários se tornaram terapeutas experientes e continuaram dedicando parte do seu tempo aos serviços do NAIS.

Nesse período, também ministrei, a cada 15 dias, vivências para um grupo de pessoas interessadas nesse tipo de abordagem integrativa do corpo-mente, com duração de aproximadamente 2 horas, abordando temas relacionados a manter o corpo saudável em suas diversas manifestações, incluindo situações de estresse e de dores físicas. Em uma dessas aulas, apresentei um programa de movimentos para melhorar a função respiratória, pois entendia que o ritmo respiratório está relacionado às pressões externas e ao estresse – quando estamos sob pressão, tendemos a nos contrair e a respirar menos, o que afeta todo o organismo. Após meu retorno do período sabático na Índia, em 2010, transformei essa aula em um CD de áudio chamado "Consciência cinestésica da respiração". Essa foi a primeira experiência de um trabalho que seria posteriormente desenvolvido com maior aprofundamento, visando lidar com o estresse.

Foi assim que nasceu a Jornada da Proatividade Corporal, cuja síntese apresentarei de maneira prática na segunda parte deste livro. É maravilhoso ver que, desde sua estreia em Teresina, no Piauí, em 2013, a Jornada amadureceu significativamente. Desenvolvi inúmeros cursos em vários formatos, tanto presenciais como on-line, com foco semelhante ao dessa experiência inicial. Ao enfatizar o autoconhecimento e a prática no corpo-mente, a proposta é permitir que as pessoas se tornem protagonistas de sua própria jornada de saúde e bem-estar. Fazendo do corpo um laboratório e investigando, percebendo e experimentando, elas têm a oportunidade de descobrir seu potencial e desenvolver uma compreensão mais profunda de si mesmas. Quando nos conhecemos melhor, temos o poder de transformar nossa vida, promovendo um maior bem-estar físico, emocional e espiritual. Essa é a essência da Jornada da Proatividade Corporal e de todos os meus esforços para compartilhar esse conhecimento.

CAPÍTULO 2

A BOA SAÚDE COMO RESULTADO DE UM CORPO PROATIVO

"A primeira riqueza é a saúde."

Ralph Waldo Emerson

A boa saúde é essencial para aproveitarmos plenamente nossas conquistas ao longo da vida, independentemente dos planos que tenhamos feito. É preciso sempre lembrar que a saúde pode ser um estado volúvel, pois podemos tê-la hoje e perdê-la no dia seguinte, seja devido a fatores genéticos, ambientais (traumas, vírus, bactérias), relacionados ao estilo de vida (alimentação e exercícios físicos) ou mentais. Este último aspecto, em particular, desempenha um papel crucial no nosso estado de saúde quando estamos lidando com conflitos emocionais.

No capítulo anterior, mencionei que tenho dedicado anos à divulgação de práticas e atitudes que auxiliam as pessoas a superar diversas dificuldades de saúde, bem como a preveni-las. Essas abordagens complementam as orientações médicas e a assistência prestada pelos profissionais de saúde, exigindo um nível adicional de determinação e envolvimento individual. Chamei esse movimento de proatividade corporal porque uma pessoa proativa é capaz de resolver problemas de forma independente e antecipada, caracterizando-se por possuir visão e autoconhecimento suficientes para enfrentar suas próprias questões. Nesse caso, o corpo é compreendido integralmente, nas suas esferas física, emocional, mental e espiritual, e é parte fundamental para a conexão entre essas dimensões.

Em síntese, os resultados desse envolvimento entre corpo e mente são o autoconhecimento e a transformação, tornando a pessoa proativa. Tive a oportunidade de acompanhar diversas pessoas que enfrentavam dores crônicas e dificuldades significativas de mobilidade física, mas conseguiram superá-las por meio das práticas que envolvem o corpo e a mente.

Quando assumimos a postura de cuidadores de nós mesmos, embarcamos em uma jornada que demanda a aprendizagem de novos exercícios físicos, concentração e uma maior percepção e consciência corporal. Isso proporciona acesso à inteligência corpórea, permitindo-nos compreender o que é benéfico para nosso organismo. Essa nova consciência possibilita, em muitos casos, mudanças de mentalidade, adequação alimentar e outras ações necessárias para alcançar uma melhor qualidade de vida. Esse ganho é possível tanto para pessoas que desfrutam de boa saúde quanto para aquelas que lidam com doenças consideradas irreversíveis.

Em determinado momento da vida, desenvolvi um grande interesse por trabalhar com prevenção em saúde, pois acreditava que as chamadas somatizações poderiam ser evitadas se incorporássemos uma atitude mais proativa em relação ao corpo. Ou seja, por meio de práticas corporais, respiratórias e mentais, poderíamos fortalecer o corpo e torná-lo mais presente, capacitando-o a enfrentar vulnerabilidades em relação a doenças ainda não manifestadas.

Para minha surpresa e frustração, ao considerar a criação de cursos e workshops com foco na prevenção, deparei-me com uma adesão muito baixa. Notei que a grande parte das pessoas tende a buscar ajuda somente quando algo negativo já está se manifestando.

Ao refletir sobre o que impede as pessoas de adotarem uma abordagem preventiva, entendi que, em grande parte, isso se deve à cultura predominante. Diante de qualquer desconforto, como uma dor de cabeça ou mal-estar estomacal, as pessoas tendem a buscar as soluções mais fáceis, como tomar um remédio comprado na farmácia.

Outro aspecto que pode influenciar a adoção de uma abordagem preventiva é a falta de conhecimento do que ocorre em nosso próprio corpo. Isso também pode ser atribuído a uma cultura médica paternalista, que sugere que a saúde não é um problema pessoal, mas sim do médico. Nesse contexto, não nos preocupamos muito com o que acontece em nosso corpo, pois acreditamos que alguém irá nos curar, ou seja, o médico.

É certo que, ao surgir qualquer fragilidade orgânica, devemos inicialmente buscar ajuda médica, passar por uma avaliação clínica, realizar os exames recomendados e, se for indicado ou necessário, fazer uso de medicação. Por outro lado, quando temos um corpo fortalecido e referências mais claras sobre o que seria um corpo em plena saúde e vitalidade, nos tornamos mais conscientes de possíveis desequilíbrios e assim assumimos uma postura que nos permite adoecer menos, pois estamos atentos aos sinais corporais e podemos tomar medidas preventivas, evitando que as coisas piorem ou se tornem crônicas. Cultivar hábitos e práticas saudáveis nos conduzirá a uma vida mais saudável em todas as esferas: física, emocional, mental e espiritual. Aquilo que fazemos diariamente é o que irá moldar o curso de nossa vida.

Conscientes do poder que temos sobre nossa saúde e do que podemos fazer por nós mesmos, independentemente do auxílio dos profissionais de saúde, é fundamental abordar um aspecto de extrema importância: a mentalidade em relação a nosso papel como agentes da nossa própria saúde. Refiro-me aqui às crenças que nos paralisam, impedindo-nos de agir nessa direção.

Uma das primeiras crenças que devemos questionar e trazer à luz é a ideia de que nossa saúde é determinada exclusivamente pela genética. Até que ponto devemos nos ater às informações contidas em nossos genes e quais indicações eles nos dão para agir de forma mais proativa em relação a nosso corpo?

Genética

A genética é um tema de grande interesse, devido às descobertas no campo da biotecnologia, à clonagem, ao uso terapêutico de células-tronco, aos produtos transgênicos, aos testes de DNA para determinar paternidade, entre outros avanços. É uma ciência de grande relevância não apenas para a medicina, mas também para diversas outras áreas do conhecimento, como a engenharia genética, a agropecuária e a tecnologia. É a genética que nos permite identificar o código que carregamos desde o nascimento, o DNA (ácido desoxirribonucleico), que contém o conjunto de informações conhecido como genoma.

No código genético, encontramos informações herdadas de nossos pais que determinam características como a cor dos olhos, o tipo de cabelo, a estatura e a constituição dos órgãos, bem como a predisposição a certas doenças. Além daquilo que é herdado, algumas doenças congênitas, presentes desde o nascimento, ocorrem quando há "defeitos" no código genético durante o desenvolvimento no útero materno. Mesmo que essas doenças não se manifestem, as informações genéticas estão presentes e podem ser transmitidas para as gerações futuras.

O código genético nos proporciona uma identidade única (exceto pelos gêmeos monozigóticos,[1] que são idênticos). Mas como essa identidade é determinada? Todos nós possuímos 46 cromossomos - 23 herdados da mãe e 23 herdados do pai - e aproximadamente 25 mil genes. A combinação desses 46 cromossomos forma a célula-ovo, que se desenvolve em embrião e feto, resultando finalmente

1 Gêmeos que se desenvolvem a partir de um único óvulo fertilizado, que se divide em dois embriões, compartilhando o mesmo DNA.

no nascimento de um indivíduo, que traz consigo características e predisposições únicas. Embora possamos compartilhar algumas informações genéticas com outras pessoas, nossas diferenças são garantidas pela combinação dos genes e pelas trocas que ocorrem durante o processo de divisão celular.

Durante os anos de 2003 e 2004, pesquisas envolvendo cientistas do mundo todo permitiram o sequenciamento genético, descoberta que levou à formulação e popularização da célebre frase "genética não é destino", tirando o peso da influência dos genes sobre nós. A partir do sequenciamento, foram realizados estudos com gêmeos monozigóticos, que compartilham o mesmo DNA, revelando que o estilo de vida e o ambiente têm um efeito muito mais significativo em nossa vida do que o código genético em si. Nossas escolhas e comportamentos, incluindo aspectos como alimentação, mentalidade e prática de exercícios, desempenham um papel determinante em nossa saúde e bem-estar.

Esses resultados nos colocam em uma condição de maior responsabilidade sobre nós mesmos, independentemente de estarmos doentes ou saudáveis e de termos predisposições genéticas. Nossas interações com o ambiente e nossos hábitos atuam de forma crucial no desenvolvimento ou na neutralização de doenças presentes em nossos genes. É nesse contexto que a epigenética ganha importância.

A epigenética é o campo de estudo que investiga como os estímulos do ambiente podem afetar a atividade dos genes, ativando-os ou não. Ela nos ajuda a compreender que os genes não são estáticos, mas podem ser influenciados por fatores externos, como dieta, estilo de vida, exposição a toxinas, estresse, entre outros. Essas influências podem ter um impacto significativo na expressão dos nossos genes e, consequentemente, na nossa saúde.

Com base nesse entendimento, é importante ressaltar que devemos respeitar as individualidades. Às vezes, somos influenciados e adotamos comportamentos semelhantes aos de pessoas próximas, como comer os mesmos alimentos, ir dormir no mesmo horário ou praticar as mesmas atividades físicas. No entanto, é essencial priorizar a nossa própria percepção e sentimentos em vez de seguir influências teóricas e culturais que não levam em consideração as particularidades. Por esse motivo, em programas e cursos, procuro dar ênfase à experiência corporal e mental, para que os estudantes possam identificar suas necessidades individuais. Após aprender as práticas gerais que visam potencializar o organismo, cada aluno deve criar seu próprio plano de práticas corporais e mentais. Isso se dá por meio da seleção das práticas que correspondem à sua necessidade e da exclusão daquilo que não o atende. Esse investimento no autoconhecimento é uma maneira de desenvolver o empoderamento e descobrir o que é melhor para si, bem como quais hábitos saudáveis devem ser cultivados e valorizados.

Ambiente

Ao considerarmos o ambiente, devemos levar em conta tanto o ambiente externo quanto o interno. O que acontece do lado de fora de nós tem um impacto no que acontece do lado de dentro, que engloba nossas células, nosso metabolismo e a química que regula e afeta o funcionamento do nosso organismo. Essa química inclui a ação dos neuromoduladores, que são liberados por comandos cerebrais e podem desequilibrar nosso sistema, alterando, por exemplo, o pH do sangue e nos tornando mais suscetíveis a vírus e bactérias.

Além dos efeitos causados por vírus e bactérias, muitas outras interações com o ambiente podem interferir nas respostas internas do nosso corpo, como os relacionamentos interpessoais, sejam eles amorosos e acolhedores ou de desamor ou solidão. Também é importante considerar situações hostis, como traumas e acidentes que resultam em fraturas, além de nossa postura corporal na execução das funções de trabalho, nosso volume de descanso e a forma como nos alimentamos. Tudo isso influenciará o nosso ambiente interno.

É certo que, quanto mais desconectados estivermos do nosso corpo, mais vulneráveis estaremos em relação ao equilíbrio entre saúde e doença. Portanto, é uma atitude assertiva substituir uma postura espectadora por uma postura participativa. A vida é movimento, nossas células estão em constante mudança e as reações químicas estão sempre ativas. Devemos acompanhar essas mudanças e ser proativos em relação ao nosso corpo.

Para sair dessa posição de espectador e manter uma atitude mais ativa e consciente, é necessário estabelecer um programa de treinamento. Nosso cérebro, onde ocorre a gestão da consciência, seleciona para onde direcionamos nossa atenção com base nos nossos interesses. E é claro que nossos interesses são influenciados pelo ambiente: a cultura, a família, o país em que vivemos, nossas experiências de dor e alegria. Precisamos estar atentos e observar se as impressões que temos sobre o mundo não estão moldando nossa mentalidade e aquilo em que acreditamos de forma definitiva. Com o treinamento adequado, podemos ajustar nosso corpo de acordo com suas necessidades reais e nos preparar preventivamente para situações desfavoráveis em relação à nossa saúde futura. Os treinos específicos e seus objetivos serão abordados na segunda parte deste livro; alguns outros exercícios de corpo-mente serão recomendados também nesta primeira parte.

Vale destacar que, uma vez que tendem a ser incorporadas e replicadas no cotidiano, as práticas proativas que envolvem o corpo-mente visam refinar e estimular nossa atitude proativa de forma geral.

Mentalidade e autoconhecimento

Será que somos impulsionados pela nossa mentalidade? Em outras palavras, será que o que pensamos é o que determina o curso da nossa vida? Se você responder afirmativamente a essa pergunta, devo ressaltar que essa perspectiva também pode nos deixar estagnados. Ao falar em mentalidade, estou me referindo às nossas crenças. E, quando falo em crenças, falo de algo que nos permite criar uma percepção de realidade e de verdade, mas que, às vezes, se solidifica tanto que dificilmente se deixará permear por outras possibilidades de pensamento e ação.

Nossas escolhas são geralmente feitas com base em nossas crenças, e as escolhas que fazemos em relação à nossa vida, aos nossos relacionamentos e à nossa alimentação também afetam nossa saúde, podendo nos levar a ganhos ou perdas.

A maioria das pessoas que atendi em meu consultório, como mencionado no capítulo anterior, passou por situações estressantes que estavam enraizadas em crenças, determinando como elas deveriam reagir. Em seu imaginário, qualquer outra possibilidade de vida ou mentalidade era inaceitável.

Não há nenhum problema em defender certa perspectiva, mas é preciso considerar o preço que pagamos por essa defesa. Se com isso estamos nos distanciando de uma vida potencialmente feliz, talvez seja relevante questionar se vale a pena. Além disso, quando nosso senso de realidade nos impede de considerar outras percepções, o nível de tensão muscular que assumimos para proteger nossa forma preestabelecida de ver a vida pode ser muito prejudicial à saúde.

Devemos nos dar a oportunidade de experimentar novas possibilidades, reconsiderar o sabor de um alimento que afirmamos não gostar no passado, reexaminar práticas que relutamos em experimentar um dia, como ioga, uma caminhada ou qualquer outra atividade física. É necessário atualizarmos nossa compreensão de nós mesmos e de nosso corpo e revisarmos constantemente aquilo em que acreditamos. Somos plenamente capazes de superar nossas crenças limitantes, sejam elas oriundas da cultura ou da falta de pesquisas científicas que comprovem a importância de certas práticas corporais.

A proposta de estimular um corpo proativo nada mais é do que um convite para que estejamos atentos e engajados ao nosso corpo e ao que sentimos nele. Essa é a postura de alguém que escolhe viver com um corpo proativo.

NA PRÁTICA

Das muitas histórias que conheci no consultório, duas em particular ilustram bem como as nossas crenças interferem na nossa saúde. Vamos a elas.

A primeira história é a de uma senhora de 70 anos, a quem vamos chamar pelo nome fictício de Maria.

Maria procurou ajuda porque estava sofrendo com fortes dores nas costas devido a uma escoliose (uma curvatura na coluna em forma de S quando vista de trás) e à osteoporose. Iniciamos um trabalho juntos, com Maria vindo ao consultório uma vez por semana e praticando diariamente, em casa, uma série de movimentos prescritos. O objetivo desses exercícios era estimular os osteoblastos e corrigir a postura das vértebras.

Durante toda a sua vida, Maria acreditou que nada poderia ser feito para corrigir sua coluna, apesar de ter sido submetida a vários procedimentos médicos. Por causa dessa crença, ela nunca buscou outros tratamentos, até que as dores se tornaram insuportáveis. Foi então que, ao compartilhar suas queixas com uma amiga, recebeu a indicação e decidiu me procurar.

Maria era uma pessoa extremamente determinada e disciplinada. Após alguns meses de trabalho conjunto, observei que houve uma correção significativa na curvatura da sua coluna, e ela relatou que não sentia mais dores no corpo e começou a apresentar estabilidade em relação à perda de massa óssea. Com o tempo, aprendeu a cuidar bem de suas costas e recebeu alta das sessões. Mesmo após o término dos nossos encontros, quando ela notava algum desconforto, sabia como trabalhar a sua coluna antes mesmo de a dor se manifestar, o que a ajudou a viver sem dores.

A segunda história ocorreu em 2011, quando atendi um homem de 53 anos que vamos chamar de Raphael.

Raphael procurou o consultório devido a dores constantes nas costas, especificamente nas regiões lombar e cervical. Além disso, ele utilizava um aparelho ortopédico para estabilizar a perna direita devido a sequelas da poliomielite, também conhecida como paralisia infantil.

Após avaliar sua condição, expliquei a Raphael que, para melhorar as dores nas costas, precisaríamos trabalhar sua perna. Ao introduzir movimentos na perna afetada pela poliomielite, poderíamos estabilizar a pressão e compensações na coluna vertebral. No entanto, ele deu uma gargalhada, como se estivesse dizendo que nada podia ser feito em relação àquela perna e que convivia com aquela condição há anos. O sistema o havia levado a acreditar que a única solução era o uso do aparelho ortopédico na perna e de sapatos adaptados, que eram de alto custo para ele.

Durante as sessões, utilizamos técnicas do método Meir Schneider - Self-Healing, uma abordagem corporal que envolve não apenas os movimentos ensinados, como os exercícios, mas também a aplicação de massagem regenerativa nos tecidos. No caso de Raphael, apliquei massagem de suporte para aumentar a tonicidade nos músculos que praticamente nunca haviam recebido estímulos.

Após cerca de 5 sessões, Raphael já era capaz de movimentar a perna afetada, e as dores nas costas começaram a diminuir. Além do ganho de mobilidade, ele adquiriu mais tonicidade nas pernas e experimentou uma redução das tensões nas regiões lombar e cervical.

Mesmo após mais de dez anos, em um encontro posterior que tive com ele, sua perna direita ainda mantinha a mobilidade conquistada nas nossas sessões. É realmente incrível.

CAPÍTULO 3

PROATIVIDADE CORPORAL COM O AVANÇO DA IDADE

"Devemos deixar de assistir à velhice passivamente para vivê-la ativamente."

Alda Ribeiro

Existe um momento de maior maturidade em nossa vida que exige, acima de tudo, atenção aguçada e atitude diante das mudanças que ocorrem em nosso corpo e em nossa saúde, incluindo a física, emocional e mental. Precisamos encarar essa fase mais madura não apenas como um processo de deterioração das habilidades físicas e intelectuais, mas como uma oportunidade de cuidado, independentemente das circunstâncias em que nos encontramos. Mesmo que não tenhamos alcançado todos os objetivos desejados até então, é o momento de celebrar nossa própria história. Sem acreditarmos em promessas milagrosas de um "elixir da juventude", devemos adotar uma postura de máxima clareza na busca para garantir que as funções do corpo e da mente se preservem pelo máximo de tempo, permitindo-nos seguir em frente e desfrutar da melhor vida possível.

É evidente que o planejamento, as circunstâncias e as escolhas feitas ao longo da vida terão influência sobre a aparência física ao chegarmos a uma idade avançada. No entanto, mesmo que um idoso enfrente condições de saúde debilitadas, ainda é possível fazer muito para atender às necessidades de um corpo que sofre. Por esse motivo, é importante refletir sobre algumas questões práticas relacionadas a essa fase da vida, que pode começar a partir dos 65, 70, 75 ou 80 anos, dependendo do indivíduo. Antes dessas reflexões, abordaremos dois conceitos de força apresentados por Legrais e Altenbach:[1] neguentropia e entropia.

No curso natural da vida, quando nascemos, temos vitalidade, força e saúde. À medida que nossas células se desenvolvem e amadurecem, nosso corpo se forma e adquire energia para enfrentar os desafios da vida. Esses ganhos contínuos ao longo do tempo são conhecidos como neguentropia. Já à medida que envelhecemos, começamos a experimentar perdas: o metabolismo desacelera, os órgãos funcionam com menos eficiência, entre outras mudanças. A esse processo de perdas damos o nome de entropia.

Independentemente de a neguentropia ser mais predominante no processo de formação do nosso organismo e na juventude e de a entropia se manifestar mais no final do ciclo da vida, ambas as forças atuam de forma contínua e constante, influenciadas também por nossas escolhas e atitudes.

A neguentropia, como uma força regenerativa, está diretamente relacionada aos cuidados prestados e recebidos: alimentação saudável, fortalecimento muscular, saúde mental e cerebral, saúde das articulações e do sistema circulatório e uma boa respiração. Em suma, refere-se a todos os investimentos feitos para mantermos uma boa saúde. Por outro lado, a entropia, como uma força degenerativa, está associada às perdas que experimentamos: doenças, falta de entusiasmo pela vida, estresse, má alimentação, sedentarismo, negligência geral (mesmo que inconsciente) e muitos outros eventos que resultam na debilidade do indivíduo.

1 LEGRAIS, Boune; ALTENBACH, Gilbert. **Os 12 segredos mágicos da juventude e da longevidade**. São Paulo: Letras & Letras, 1996.

A saúde está situada entre essas duas forças, e a atitude proativa é o nosso desejo intenso de participar ativamente da construção de uma vida saudável, que envolve o corpo, a mente e as emoções. Esse compromisso de buscar uma vida plena e com qualidade, independentemente da nossa idade e do nosso estado de saúde, é fundamental.

Como propõe a médica alemã Marianne Koch,[2] ao avaliar as verdadeiras condições de uma pessoa idosa, não devemos nos basear apenas nos números indicativos da idade. Em vez disso, devemos considerar sua performance ao se movimentar e se a curiosidade continua a fazer parte de sua vida, por exemplo. Afinal, quem aparenta ser mais jovem: alguém de 40 anos que acredita ter aprendido o suficiente para viver e deixa de exercitar o corpo e a mente ou alguém de 70 anos que mantém a curiosidade, se diverte, brinca e se movimenta, tentando acompanhar o ritmo de seu neto? A vitalidade que experimentamos nos diferentes aspectos da vida em comparação com aquela que tínhamos na juventude é o parâmetro a ser considerado.

Koch enumera cinco pilares que devemos observar e nos quais devemos investir, mesmo antes de atingir a velhice. Esses pilares são: ossos fortes, músculos fortes, articulações flexíveis, cérebro ativo e vasos sanguíneos elásticos. Ao longo dos últimos trinta anos, tenho trabalhado em meus cursos, tanto presenciais quanto on-line, com base nesses mesmos pilares. Para isso, utilizo as ferramentas corporais, especialmente as do método Meir Schneider - Self-Healing, com foco tanto na prevenção como no tratamento e na minimização de debilidades já estabelecidas.

Devemos lembrar que tudo o que fazemos quando somos jovens terá influência na velhice. Portanto, nos cinco pilares abordados a seguir são apresentadas dicas importantes para adquirir novos e bons hábitos independentemente da idade. Se você enfrenta problemas relacionados à velhice, use essas informações como um guia.

2 KOCH, Marianne. **La inteligencia corporal**: todo lo que debes saber para mantenerte joven. Barcelona: Sirio, 2003.

Ossos fortes

A osteoporose é uma condição em que há redução significativa da massa óssea, tornando os ossos quebradiços, motivo de invalidez para muitas pessoas idosas. Estima-se que, no mundo, 1 em cada 3 mulheres e 1 em cada 5 homens acima de 50 anos serão afetados pela doença em algum momento da vida e que a doença cause mais de 8,9 milhões de fraturas anualmente.[3]

Com base nesses dados, fica claro que devemos investir na saúde dos nossos 206 ossos de forma preventiva, desde cedo. E uma das maneiras de começar é com uma alimentação adequada. É importante ter uma dieta rica em cálcio, com consumo mínimo de 1.000 mg por dia. Ótimas fontes incluem lácteos, como coalhada, iogurte e queijo, além de verduras verdes, frutas, cereais e água mineral com alto teor de cálcio.

Em alguns casos, se a ingestão através da alimentação for insuficiente, os médicos ortopedistas podem prescrever suplementos aos pacientes. Recomenda-se também a combinação com vitamina D, pois isso melhora a absorção do cálcio pelo organismo. Atualmente, há exames que detectam a deficiência do cálcio, e um médico especialista poderá fornecer orientações personalizadas caso ela esteja presente.

Também existem fatores que podem dificultar a absorção de cálcio, como o consumo de açúcar, refrigerantes, café e álcool, bem como o uso de cigarros. O tabaco é considerado um grande vilão, pois reduz a produção de hormônios sexuais, como os estrogênios nas mulheres e a testosterona nos homens, o que prejudica a formação de células ósseas.

Além de uma dieta rica em cálcio, também devemos considerar o fortalecimento dos ossos por meio de atividades físicas e exercícios. O osso é um tecido vivo e dinâmico, que se fortalece em resposta a

[3] Veja mais em: https://bvsms.saude.gov.br/construir-ossos-melhores-20-10-dia-mundial-e-nacional-da-osteoporose/ (acesso em: 12 mar. 2025).

demandas impostas sobre ele, e podemos criar essas demandas por meio do trabalho corporal. Assim como o coração se fortalece com caminhadas, os ossos se fortalecem com cargas e impactos adequados.

Existem três tipos principais de células ósseas: os osteoblastos, os osteoclastos e os osteócitos. Os osteoblastos são responsáveis pela formação de osso novo. Os osteoclastos, por sua vez, desempenham o papel de eliminar parte dos ossos já formados, onde se concentram os osteócitos.

Além de hormônios, atividades físicas, especialmente aquelas que envolvem impacto e força, estimulam a produção de osteoblastos. Já quando não há estímulo adequado de força que demande ação das células ósseas, os osteoclastos prevalecem. E estes, como já dissemos, são responsáveis pela reabsorção e remoção de tecido ósseo.

Um exemplo desse efeito pode ser observado em astronautas, que, devido ao ambiente de microgravidade no espaço, enfrentam perda de massa óssea. A falta de impacto e estímulo reduz a atividade dos osteoblastos, levando ao predomínio da ação dos osteoclastos.[4]

Para sermos agentes mais ativos e participativos na promoção da nossa saúde óssea, é recomendado introduzir em nosso cotidiano movimentos que causem impacto nos ossos. Exercícios com peso e caminhadas de impacto podem ser boas opções. Um profissional de educação física poderá auxiliar nesse aspecto, fornecendo orientações e elaborando um programa de exercícios apropriado. Também vale frisar que é importante ter responsabilidade ao lidar com cargas, especialmente quando há um grau avançado de osteoporose. Nesses casos, é fundamental esclarecer todas as dúvidas com um médico ortopedista de confiança.

Além disso, a automassagem também pode ser uma excelente maneira de estimular a produção de osteoblastos. No capítulo 14, vamos abordar esse tema de maneira prática, com informações e

[4] BARAN, Ronni *et al.* Microgravity-related changes in bone density and treatment options: A systematic review. **International Journal of Molecular Sciences**, v. 23, n. 15, 3 ago. 2022.

técnicas específicas sobre a automassagem e como ela impacta a saúde óssea.

Músculos fortes e flexíveis

Cuidar adequadamente dos músculos[5] desde jovem é uma maneira de favorecer a mobilidade, a autonomia e a liberdade na idade avançada.

Uma questão que surge ao abordarmos o trabalho muscular é a tendência da maioria dos profissionais que ensinam e prescrevem exercícios de fortalecimento de se concentrarem apenas no fortalecimento dos músculos maiores, negligenciando os menores. Essa crítica é comumente levantada por métodos de trabalho corporal como Self-Healing, eutonia, Alexander, Feldenkrais e antiginástica, que adotam uma abordagem mais holística, integrando corpo e movimento, ou corpo, mente e movimento. Essas modalidades de trabalho corporal destacam a importância da saúde muscular além da musculação e do alongamento, considerando as práticas mais tradicionais insuficientes para alcançar uma plenitude e vitalidade muscular abrangentes.

De fato, é comum, por parte dos profissionais da reabilitação física, ao abordar lesões na coluna vertebral, enfatizar o fortalecimento dos músculos maiores, como os eretores da coluna ou os músculos paravertebrais, enquanto os pequenos músculos transversais, multífidos e rotadores são frequentemente negligenciados (figura 3.1). Esses músculos desempenham um papel importante na estabilização da coluna, sustentando suas partes laterais, desde o pescoço até a região lombar. Em treinamentos para alívio da dor na coluna, é essencial trabalhar esses pequenos músculos para obter sucesso.

[5] Existem três tipos de músculos no corpo humano: os cardíacos, os lisos e os esqueléticos. Neste contexto, trataremos especificamente dos músculos esqueléticos.

FIGURA 3.1. MÚSCULOS ROTADORES E MULTÍFIDOS.

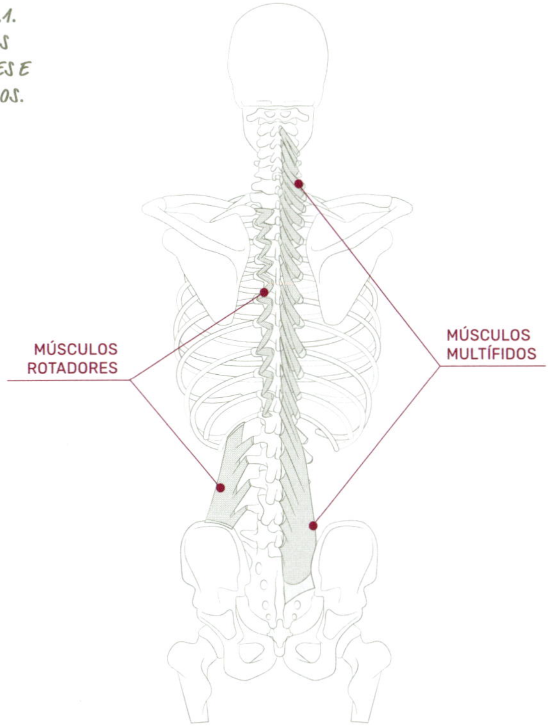

Infelizmente, a maioria das pessoas que leva uma vida sedentária, passando muito tempo sentadas, acaba utilizando apenas cerca de 50 dos 629 músculos presentes no corpo, o que resulta na subutilização dos demais. Isso acarreta um problema: o excesso de contração dos grandes músculos, enquanto os demais ficam fracos e podem sofrer atrofia, prejudicando os movimentos. Se você já teve a experiência de ficar acamado por um período ou teve algum membro engessado, saberá como é fácil perder massa muscular devido à falta de uso de determinada parte do corpo.

Um outro ponto relevante a ser considerado em relação aos músculos é a tensão muscular. Além de prejudicar a circulação sanguínea e a nutrição dos tecidos, a tensão muscular também afeta as fáscias. As fáscias são tecidos finos que revestem a superfície dos músculos e desempenham um papel crucial na conexão e integração do corpo como um todo. Com o passar dos anos, as fáscias tendem a ficar endurecidas, o que pode levar a uma sensação de rigidez e dificultar a mobilidade. É importante estarmos atentos a esse aspecto.

Uma dica que sempre compartilho é a importância de dosar o fortalecimento e o relaxamento muscular. É recomendado que, ao fortalecer os músculos, também busquemos relaxá-los, mantendo um equilíbrio saudável. Além disso, é benéfico movimentar o corpo de diversas maneiras, explorando diferentes formas de exercício. Existem inúmeras opções para isso: dançar, nadar, caminhar de lado, caminhar de costas, praticar ioga e muitas outras modalidades de movimento. Esses temas serão explorados com mais detalhes na segunda parte deste livro.

Articulações flexíveis

As articulações são as estruturas responsáveis por conectar os ossos e por isso desempenham um papel fundamental em nossa capacidade de movimento e na realização das atividades diárias. Quando elas estão comprometidas, podemos enfrentar limitações significativas. Por exemplo, problemas nas articulações dos ombros podem dificultar a elevação dos braços, enquanto o comprometimento das articulações do quadril pode afetar a capacidade de caminhar adequadamente. Além disso, problemas nas articulações podem causar dor intensa e impactar negativamente nosso humor e nossa qualidade de vida. Portanto, se estamos genuinamente interessados em retardar os desgastes naturais relacionados à idade, devemos cuidar da saúde de nossas articulações.

Um estudo de 2019 identificou que cerca de 73% da população mundial com mais de 55 anos sofre de artrose, conhecida também como osteoartrose.[6] Trata-se de uma condição de fragilidade arti-

[6] Veja mais em: https://www.who.int/news-room/fact-sheets/detail/osteoarthritis (acesso em: 15 jan. 2025).

cular na qual as cartilagens se desgastam, fazendo com que os ossos se encontrem um com o outro. Além de prejudicar os ligamentos, também provoca dores. No Brasil, de acordo com dados do Ministério da Saúde publicados pela Sociedade Brasileira de Ortopedia e Traumatologia, 15 milhões de pessoas são acometidas pela artrose.[7] No 42º Congresso de Ortopedia, foi observado o dado alarmante de que há uma alta incidência de casos em pessoas com idades entre 30 e 50 anos.

Outra condição que afeta as articulações de forma significativa é a artrite reumatoide, uma doença crônica autoimune que resulta em inflamação das articulações, levando à deformidade e à destruição da cartilagem e do osso. Estima-se que de 1% a 3% da população mundial seja afetada. A doença é mais comum em mulheres e apresenta uma maior incidência na faixa etária entre 30 e 50 anos. No Brasil, a estimativa é de que cerca de 1,3 milhão de adultos sejam afetados.[8]

Também devemos considerar os diversos casos de problemas articulares relacionados à coluna vertebral e as tendinites, que, embora envolvam a inflamação dos tendões, acabam afetando as articulações adjacentes.

Todas essas condições mencionadas demonstram que o cuidado dedicado às articulações é um investimento essencial, tanto como prevenção quanto como tratamento. Além disso, muitas vezes não nos damos conta de que estamos mantendo as articulações rígidas, o que leva a compensações em nosso corpo. Qualquer desequilíbrio em uma articulação pode afetar outras, resultando em ajustes prejudiciais. Isso está de acordo com a lei da compensação da física, que estabelece que, para manter o equilíbrio, ocorrerá um desequilíbrio em outra área.

[7] Veja mais em: https://sbot.org.br/sbot-lanca-video-com-orientacoes-sobre-artrose-e-atividade-fisica/ (acesso em: 15 jan. 2025).

[8] COSTA, Juliana de O. *et al.* Tratamento da artrite reumatoide no Sistema Único de Saúde, Brasil: gastos com infliximabe em comparação com medicamentos modificadores do curso da doença sintéticos, 2003 a 2006. **Cadernos de Saúde Pública**, v. 30, n. 2, p. 283-295, 2014.

Um exemplo claro disso é o que ocorre com a coluna vertebral, que pode sofrer dores quando outras articulações são utilizadas de maneira incorreta: uma pisada inadequada nos pés, falta de elevação dos joelhos ao caminhar ou movimentos inadequados no quadril. Muitos desses problemas nas articulações surgem devido à falta de conscientização em relação a essas áreas tão importantes para a saúde do corpo.

Ao adotar uma abordagem prática e proativa para cuidar das articulações, é importante considerar três aspectos fundamentais:

- O grau de abertura articular em cada uma delas.
- A nutrição adequada da cartilagem que envolve as articulações.
- O fortalecimento dos tecidos ao redor das articulações.

Podemos agir de forma preventiva em relação a esses três aspectos, e assim há dois pontos importantes a serem considerados.

O primeiro ponto está relacionado ao relaxamento dos grandes músculos, que também foi abordado no tópico sobre os músculos. É essencial mantê-los relaxados, pois quando estão enrijecidos podem restringir a mobilidade ou o grau de abertura articular. Músculos tensos levam a um funcionamento inadequado das articulações.

Outro aspecto crucial é entender as articulações como partes que interligam outras partes do corpo e tratá-las como tal. Devemos compreender que uma articulação afetada por uma lesão ou inflamação pode comprometer outras articulações conectadas a ela. Por exemplo, ao soltar a articulação do quadril, podemos experimentar liberar o ombro do mesmo lado e observar como fica mais fácil movimentar o quadril. Da mesma forma, relaxar os músculos dos pés antes de soltar as articulações do pescoço pode trazer benefícios. Além dos músculos, ligamentos e tendões, devemos considerar o papel das fáscias, já mencionadas anteriormente.

Abordaremos o tema das articulações com mais detalhes nos capítulos 7 e 12.

Boa circulação

Para garantir uma boa circulação sanguínea, essencial para o funcionamento adequado do nosso organismo, é necessário tanto que o coração esteja saudável e bombeando o sangue de forma eficiente quanto que as artérias apresentem elasticidade para permitir um fluxo sanguíneo adequado e a regulação da pressão arterial. Sem falar, é claro, das veias, que devem estar livres de bloqueios para facilitar o retorno do sangue venoso.

Assim como a respiração, a circulação ocorre automaticamente, sem a necessidade de comandos conscientes. No entanto, é possível observar indicativos de que ela pode não estar saudável. Alguns desses sinais são: dormência nas pernas e braços, câimbras, presença de varizes, pele fria, especialmente nas extremidades das mãos e dos pés, pele seca, coceira, manchas vermelhas nas pernas, inchaço nos pés e tornozelos, rachaduras nos calcanhares, sensação de formigamento ou dormência e cor pálida ou azulada em determinadas áreas. Mesmo que o médico especialista seja o responsável por fornecer informações precisas, é fundamental que sejamos proativos e estejamos atentos para investigar os sinais que nosso corpo nos apresenta, independentemente da idade.

Dados da Biblioteca Virtual em Saúde, do Ministério da Saúde, e da Sociedade Brasileira de Cardiologia apontam que aproximadamente 14 milhões de pessoas no Brasil são afetadas por doenças cardiovasculares, e a cada ano pelo menos 400 mil perdem a vida devido a essas condições, representando cerca de 30% do total de mortes no país.[9]

Os hábitos do dia a dia exercem um impacto significativo na saúde do coração e na circulação sanguínea, com especial destaque para

[9] Veja mais em: https://bvsms.saude.gov.br/usar-o-coracao-para-cada-coracao-29-9-dia-mundial-do-coracao/ e https://www.portal.cardiol.br/post/aumenta-o-n%C3%BAmero-de-mortes-por-doen%C3%A7as-cardiovasculares-no-primeiro-semestre-de-2021 (acesso em: 12 mar. 2025).

a má alimentação e o sedentarismo. A qualidade da circulação está diretamente relacionada à qualidade do sangue que é transportado pelas veias e artérias. Nesse sentido, é fundamental compreender que um sangue de boa qualidade é mais oxigenado e nutrido, resultado de uma alimentação e respiração adequadas. O sangue arterial, que é bombeado pelo coração para todas as células do corpo, fornece oxigênio aos pulmões, além de nutrientes provenientes do sistema digestório e hormônios essenciais, elementos que têm um impacto significativo em nosso humor e vitalidade. Do outro lado, o sangue venoso realiza o caminho oposto, retornando ao coração e depois aos pulmões para eliminar os resíduos metabólicos do organismo. Uma atitude proativa para facilitar o retorno venoso é fortalecer os músculos das panturrilhas, muito importantes para bombear o sangue das pernas para o coração.

Quando o assunto é alimentação, podemos refletir sobre a importância de uma alimentação mais próxima do natural fazendo um paralelo: assim como os elementos da natureza são equilibrados e benéficos para o nosso planeta, os alimentos naturais também podem trazer benefícios para nosso organismo. Ao optarmos por alimentos não processados, sem refinamentos e industrialização, estamos escolhendo opções que preservam mais os nutrientes essenciais e evitam adições desnecessárias, por exemplo, de sal, açúcares e gorduras. Em excesso, essas substâncias podem ter impactos negativos no sistema cardiocirculatório e comprometer nossa saúde. Portanto, é importante cultivar a consciência em relação aos alimentos que ingerimos, buscando escolhas que promovam a vitalidade e o equilíbrio em nosso corpo.

Comer faz parte da nossa cultura e do convívio social, e mudar hábitos alimentares pode ser desafiador. É importante proceder a essa mudança com consciência e atenção, sem rigidez excessiva. Se eventualmente nos desequilibrarmos em relação a uma alimentação saudável, não devemos nos culpar ou censurar. Claro, devemos nos manter firmes em nosso propósito de mudança, mas também ter compaixão por nós mesmos.

No contexto do trabalho proativo que envolve o corpo em movimento, nossa prioridade diária é realizar movimentos que facilitem a boa circulação, aumentando o fluxo sanguíneo periférico. A primeira estratégia é focar nos exercícios aeróbicos, que consistem em atividades de intensidade leve a moderada e de longa duração, como caminhar, nadar e andar de bicicleta. Esses exercícios fortalecem o sistema cardiorrespiratório, mas devemos nos questionar se são suficientes para garantir uma boa circulação. Além disso, é válido compreender por que os realizamos: eles aumentam a demanda de sangue e estimulam o funcionamento mais eficiente do sistema cardiorrespiratório. Nesse processo também devemos levar em conta a permeabilidade dos tecidos que receberão esse fluxo sanguíneo aumentado, e neste ponto vale ressaltar que, embora qualquer massagem no corpo proporcione melhorias na circulação, é importante considerar a automassagem específica para o propósito de melhorar a permeabilidade sanguínea dos tecidos corporais. Em outras palavras, é necessário descobrir quais técnicas de automassagem podem facilitar a circulação sanguínea e a permeabilidade nos tecidos. O *tapping*, que envolve leves batidas das mãos e dedos na pele, pode ser muito útil.

Outra estratégia importante para uma boa circulação é reduzir ou eliminar quaisquer tensões musculares que possam existir no quadril. Se houver tensão no quadril, o fluxo sanguíneo para as pernas será comprometido. Devemos lembrar que a área mais crítica em termos de circulação é a periferia, especialmente os pés. Portanto, é essencial liberar e desbloquear o quadril.

Aqui cabe dizer que é importante ficar atento às extremidades do corpo. Observe se suas mãos e pés estão mais frios em relação ao restante, pois, como já mencionado, isso pode ser um sinal de má circulação.

É essencial manter-se em movimento e estar ciente de seu estilo de vida. Observe se ele não está influenciando a pressão arterial. Atente-se para não viver sob muito estresse, controle o excesso de peso, evite levar uma vida sedentária e consumir grandes quantidades de açúcar, alimentos fritos e refinados.

Cérebro ativo e renovado

O cérebro desempenha um papel fundamental em nosso corpo, mesmo representando apenas 2% de nossa massa corporal. Ele é responsável por diversas atividades, como controlar os movimentos e integrar estímulos sensoriais e funções neurológicas, a exemplo da memória e da fala. Integra o sistema nervoso e localiza-se na caixa craniana; pode ser considerado o "computador central" do nosso organismo.

Para realizar todas as suas atividades, como receber informações do corpo e enviar comandos, o cérebro consome mais de 20% do nosso oxigênio. Daí a importância de termos uma respiração adequada, para além da respiração básica que sustenta nossa sobrevivência. Precisamos desenvolver uma forma de respirar que realmente garanta a qualidade do oxigênio no sangue, atendendo às demandas do cérebro. Também devemos estar sempre atentos ao grau de relaxamento do pescoço para facilitar a circulação sanguínea para a região da cabeça.

E por que precisamos de um cérebro ativo e renovado?

É essencial mantermos um cérebro ativo para preservar as funções básicas de locomoção e de movimento durante o envelhecimento, incluindo coordenação, equilíbrio, memória, percepção da autoimagem e equilíbrio das emoções. No que diz respeito à memória, é importante ressaltar tanto a memória dos movimentos, que é registrada principalmente nas áreas inferiores do cérebro, quanto a capacidade de recordar eventos passados.

Precisamos de um cérebro renovado porque é fundamental ensiná-lo a considerar alternativas. Como mencionado no início deste capítulo, manter o espírito de curiosidade é essencial. Quanto mais curiosos formos, mais estímulos proporcionaremos para novas áreas do cérebro. Uma das características do cérebro é sua capacidade de aprender e de armazenar informações. Isso se aplica tanto aos movimentos quanto à forma de pensar, à escuta seletiva, à visão seletiva e assim por diante.

É correto afirmar que os aspectos culturais e os valores individuais também exercem influência sobre essa parte do nosso corpo. Na minha experiência de trabalho com pessoas que apresentam dificuldades motoras decorrentes de lesões cerebrais, parte significativa da abordagem consiste em fornecer estímulos novos ao cérebro. Isso permite que as células nervosas possam criar novas alternativas para restaurar o bom funcionamento do corpo (esse assunto será abordado com mais detalhes no capítulo 7), e há uma maneira correta de introduzir essas novidades. O ponto inicial é o relaxamento, o descanso e a redução do estresse. Em seguida, podemos iniciar exercícios de visualização, atividades que provoquem surpresa ao cérebro e exercícios de concentração, nos quais usamos o corpo como âncora para disciplinar a mente a estar sempre a nosso favor. Uma tática eficaz é realização de exercícios não convencionais, como andar de costas, combinando movimentos com a respiração e os pensamentos, que devem acompanhar o que o corpo está fazendo.

CAPÍTULO 4

PROATIVIDADE CORPORAL PARA LIDAR COM AS DORES FÍSICAS

"Percebi que minha falta de aceitação era muito mais dolorosa que a própria dor..."

Vidyamala Burch

A dor pode ter inúmeras origens, que variam desde as causas mais óbvias até as mais complexas e nem sempre compreendidas. Entre as causas mais evidentes estão ferimentos, mordidas de insetos e fraturas ósseas. Além disso, existem dores decorrentes de transtornos congênitos ou alterações genéticas que podem estar presentes desde o nascimento. A dor também pode surgir como resultado de reações infecciosas, inflamatórias, parasitárias ou tóxicas ou devido a neoplasias (câncer). Traumas, queimaduras, cirurgias e questões metabólicas, neurológicas e de irradiação, além de disfunções de partes do corpo e até mesmo fatores psicológicos/emocionais, também podem desencadeá-la.

Quando falamos de uma dor que persiste como sensação dolorosa por mais de 3 meses, mesmo após o término da lesão que a originou, falamos de dor crônica. A dor aguda, apesar de intensa, apresenta uma duração que não excede 30 dias, sendo uma resposta imediata a um dano recente e por isso demandando tratamento rápido.

Esse é um tópico que evoca preocupação, pois um elevado número de pessoas enfrenta dores crônicas e o sistema de saúde é deficiente em oferecer apoio a essa vasta população. Por exemplo, um estudo financiado pelo Ministério da Saúde do governo brasileiro aponta que 36,9% dos brasileiros com mais de 50 anos sofrem com dores crônicas, dos quais 30% fazem uso de opioides para obter alívio.[1]

Abordar a temática da dor em sua amplitude, considerando suas distintas manifestações e causas, pode parecer uma simplificação do tratamento desse assunto tão significativo. No entanto, essa percepção não é precisa. Nos últimos anos, a concepção de dor na medicina passou por mudanças importantes. Há cerca de 50 anos, os critérios de avaliação da dor eram predominantemente físicos e neurológicos. Por exemplo, se alguém estava enfrentando dor em alguma parte do corpo, os profissionais de saúde investigavam se havia alguma lesão ou alteração no tecido daquela área. Caso não encontrassem evidências físicas de lesões, era comum concluir que a pessoa estava simulando e que não havia dor real. Ao longo do tempo, essa perspectiva evoluiu consideravelmente.

Os cientistas passaram a compreender que a dor não é apenas uma questão física, mas afeta a pessoa como um todo, influenciando tanto o aspecto físico quanto o mental.[2] Atualmente, a dor física é classificada como uma experiência emocional, em que o sentimento associado à dor tem grande importância. Simplificando, a pessoa sente a dor, e isso é o que importa.

[1] Veja mais em: https://www.gov.br/saude/pt-br/assuntos/noticias/2023/dezembro/pesquisa-aponta-que-quase-37-dos-brasileiros-acima-de-50-anos-tem-dores-cronicas (acesso em: 19 mar. 2025).

[2] BURCH, Vidyamala. **Viva bem com a dor e a doença**: o método da atenção plena. São Paulo: Summus, 2011.

Segundo a definição da International Association for the Study of Pain (IASP), em artigo publicado em 16 de julho de 2020, "a dor é uma experiência sensorial e emocional aversiva tipicamente causada por ou semelhante a uma lesão tecidual real ou potencial".[3]

Conforme destacado por essa entidade, a dor resulta da variedade de sinais que as células nervosas enviam ao cérebro e que são processados ali. Esses sinais podem ter origem física, como uma lesão nos tecidos corporais, ou ser influenciados por fatores emocionais.

Vidyamala Burch, autora do livro *Viva bem com a dor e a doença: o método da atenção plena*, faz uma distinção entre *healing* e *curing*, termos em inglês frequentemente traduzidos como "cura" em português, mas que têm significados distintos. *Curing* significa "eliminar todas as evidências de doença", enquanto *healing* significa "tornar-se completo". Portanto, a ideia de cura como *healing* enfatiza que aqueles que enfrentam a dor podem tomar medidas para encontrar bem-estar em seu corpo mesmo sem eliminar por completo aquilo que a provoca. A autora oferece um exemplo relacionado à dor na coluna: "Não posso consertar minha coluna com o poder da mente ou recuperar os nervos paralisados, mas posso mudar minha relação com meu estado e encontrar paz em meu corpo".[4]

Conforme mencionado anteriormente, adquiri uma vasta experiência com o Self-Healing, um método de autocura desenvolvido por Meir Schneider. Ao me deparar com esse trabalho, ainda enquanto estudante de terapia ocupacional, não tinha uma compreensão completa do termo *healing* (cura) como um processo interno acessível àqueles que enfrentavam situações de saúde extremamente vulneráveis. A pergunta que frequentemente surgia era: como essas pessoas podem se empoderar diante de desafios tão imensos? No entanto, com a prática e observando a superação dos próprios pacientes, comecei

[3] INTERNATIONAL ASSOCIATION FOR THE STUDY OF PAIN. **IASP announces revised definition of pain**. 2020. Disponível em: https://www.iasp-pain.org/publications/iasp-news/iasp-announces-revised-definition-of-pain/. Acesso em: 12 mar. 2024.

[4] BURCH, Vidyamala. **Viva bem com a dor e a doença**: o método da atenção plena. São Paulo: Summus, 2011, p. 84-85.

a entender que a "autocura" do Self-Healing é alcançável por meio de ações e movimentos iniciados pela própria pessoa que lida com a dor, em colaboração com a força inerente do próprio organismo.

Esse entendimento solidificou-se à medida que testemunhei a participação proativa de indivíduos que sofriam tanto de dores crônicas quanto agudas durante as inúmeras sessões realizadas em meu consultório. Muitos desses pacientes conquistaram uma melhora em sua saúde seguindo as orientações que lhes foram passadas tanto nos atendimentos presenciais quanto nos treinamentos on-line. Nessas sessões, sempre busquei levar os pacientes a focar nas possibilidades intrínsecas ao próprio corpo para proporcionar o próprio bem-estar, ou seja, na capacidade do corpo de se autocurar.

Cuidados com a dor

As reflexões trazidas aqui dizem respeito às atitudes que adotamos quando enfrentamos dores. O primeiro passo é compreender a origem da dor, o que demanda um diagnóstico médico e orientações adequadas. No entanto, para além dessas ações essenciais, que podem envolver intervenções medicamentosas ou cirúrgicas, a maneira como cuidamos de nós mesmos tem um papel fundamental e pode resultar em efeitos muito mais positivos do que se permanecermos passivos e dependentes apenas das intervenções externas. A postura de autocuidado que adotamos é de extrema importância. Em vez de ficarmos de braços cruzados, devemos assumir uma postura proativa. Para alcançar tal objetivo, é essencial adquirir um conhecimento profundo sobre nós mesmos e sobre como a dor se manifesta em nosso corpo.

A dor é igual para todos? Esse é o primeiro questionamento que devemos levantar. Antes de responder a essa indagação, no entanto, é importante considerar que, além de uma ajuda interna que emane de si próprio, quem está vivenciando a dor poderá necessitar de assistência externa ou institucional.

A ajuda externa refere-se às abordagens médicas e ao cuidado proporcionado pelos profissionais de saúde, que seguem protocolos científicos ao tratar os pacientes. Isso é representativo de uma **abordagem reativa**, na qual os profissionais de saúde respondem às demandas apresentadas pelos indivíduos que sofrem com a dor. O indivíduo poderá assumir uma postura receptiva, que não deixará de ser passiva, mesmo quando está sendo avaliado pelo médico ou por demais profissionais de saúde.

Em contraste com a abordagem reativa, existe a **postura proativa**, em que a pessoa que está enfrentando a dor age de maneira construtiva, ajustando suas percepções e intenções internas para enfrentar os desafios e desconfortos. Isso decorre de sua vontade e de crenças pessoais, permitindo a adoção de condutas que vão além da resposta às circunstâncias de forma passiva. Uma postura proativa tende a potencializar até mesmo os tratamentos recebidos de profissionais.

As ações adotadas podem envolver exercícios respiratórios, movimentos corporais, práticas de concentração e meditação. Essencialmente, são ações que favorecem o equilíbrio entre o corpo e a mente, capacitando a pessoa a transformar a raiz do problema. Esse é um processo de reestruturação corporal, a partir do qual surge a possibilidade de tratar eventuais lesões e inflamações, resultando na minimização ou cura da dor.

A efetividade dessas ações depende fundamentalmente do interesse de quem enfrenta a dor em buscar uma vida saudável e mais natural, reduzindo a dependência de medicamentos sempre que possível, superando e minimizando o sofrimento. Para alcançar esse objetivo, é crucial também que se busque ampliar o conhecimento sobre si mesmo e sobre o potencial de autocura por métodos naturais. O autoconhecimento é uma ferramenta muito poderosa, por oferecer uma perspectiva de vida e de solução que muitas vezes não estava no horizonte de possibilidades do indivíduo – a adoção de uma postura passiva nem sempre é resultado de uma escolha; às vezes as pessoas simplesmente se comportam dessa forma porque nunca lhes foram dadas outras possibilidades ou alternativas para enfrentar a dor.

Não existe uma escala de valor que compare as atitudes proativas e reativas, já que ambas desempenham papéis importantes na melhora da saúde. A postura proativa com o corpo-mente muitas vezes é uma atitude complementar que pode ajudar aqueles que têm como alternativa apenas os remédios. Como a dor crônica é de difícil tratamento, pode-se passar muito tempo à base de medicamentos, e o uso excessivo no longo prazo pode trazer consequências desastrosas para o organismo, devido aos efeitos colaterais. Além disso, é necessário considerar que muitos desses medicamentos podem não oferecer um real alívio da dor, como evidenciado em depoimentos de pacientes que, após tentarem diversas drogas, só conseguiram enfim encontrar soluções para suas dores em outras terapias.

Apesar dos avanços da ciência e dos benefícios proporcionados pelos medicamentos no tratamento da dor, uma abordagem somente medicamentosa, além dos efeitos colaterais, em muitos casos é insuficiente e não alcança a raiz do problema. É de fato questionável se a medicina baseada em evidências consegue abranger todas as necessidades de saúde. Muitas doenças ainda não foram estudadas o suficiente ou não apresentaram resultados satisfatórios em termos de eficácia terapêutica. E, ainda assim, mesmo diante da falta de pesquisas abrangentes, é preciso fornecer ajuda às pessoas.

Isso ressalta a necessidade e importância de também adotar práticas naturais como aliadas, permitindo que essas ações ajudem a chegar à origem da dor. Entende-se por práticas naturais aquelas que não empregam medicamentos, como as práticas de movimentos com o corpo, massagem ou automassagem, técnicas respiratórias e mentais.

A ideia é que as práticas não medicamentosas que envolvem o corpo-mente não apenas complementem o tratamento, mas também sejam uma resposta ativa à dor. Nesse sentido, o papel do médico e dos demais profissionais da saúde pode ser de apoio e orientação, incentivando o paciente a se tornar um agente ativo da sua própria saúde. Quanto mais a pessoa se tornar um agente participativo, menos ela será apenas um paciente passivo e dependente.

Independentemente da causa, cada tipo de dor é percebido de uma forma pela pessoa afetada e é classificado em escalas de intensidade, geralmente utilizadas em testes unidimensionais ou multidimensionais. O fundamental é entender que a dor, não importa sua origem, é real para quem a vivencia. E o entendimento que temos dela tem um impacto significativo na experiência que vivenciamos. Quando a dor surge, somos obrigados a lidar com ela e a enfrentá-la.

Como a dor é sentida

O fenômeno da dor nos permite rastrear o percurso que vai desde a fonte do estímulo que a desencadeia até o cérebro, especificamente até a região do córtex cerebral, quando então é percebida na mesma área em que teve origem. Esse é um processo intrincado, mas aqui simplificaremos sua fisiologia em cinco fases: 1) transdução, 2) condução, 3) transmissão, 4) percepção e 5) modulação.

Na **transdução**, ocorre a conversão das sensações em estímulos elétricos, que serão transmitidos para a região do cérebro conhecida como córtex (figura 4.1). Essas sensações podem surgir da pele, de estruturas subcutâneas, articulações e músculos. Nessas áreas, existem os nociceptores, receptores que captam e transmitem a informação do sistema nervoso periférico para o sistema nervoso central, onde o evento será processado.

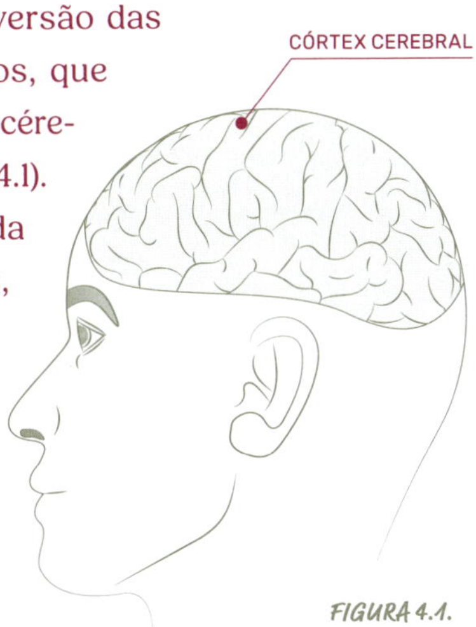

FIGURA 4.1. CÓRTEX CEREBRAL.

Na fase de **condução**, o impulso elétrico é transmitido até a raiz dorsal da medula espinhal, localizada na coluna vertebral. Nessa etapa, a dor ainda não é percebida - a sensação só ocorrerá quando a condução atingir seu destino no cérebro. A velocidade com que a informação é transmitida determinará se a pessoa sentirá a dor imediatamente ou após um certo tempo da ocorrência que a originou. Isso depende de três fatores: o diâmetro da fibra, o grau de mielinização[5] e a velocidade de condução.

A **transmissão** ocorre quando neurotransmissores são liberados em uma área da medula espinhal chamada de corno posterior da medula (figura 4.2). Nesse ponto, ocorrem estímulos fortes gerados por esses neurotransmissores[6] ou por mediadores bioquímicos que excitam ou inibem as ações.

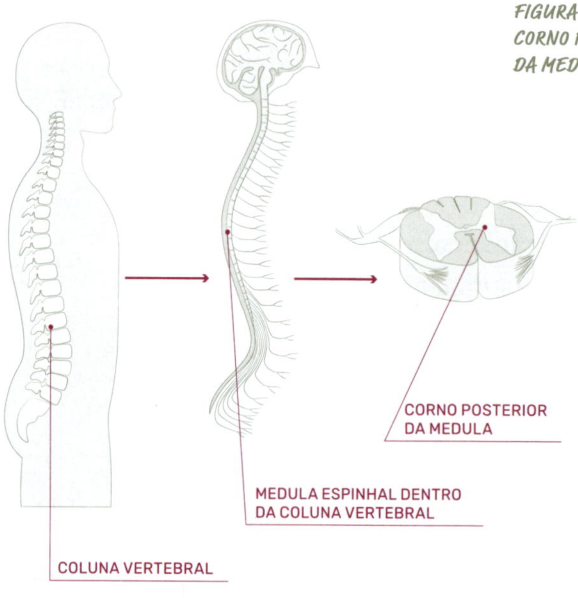

FIGURA 4.2. CORNO POSTERIOR DA MEDULA.

[5] A mielina é uma camada de proteína e gordura presente na capa da fibra nervosa que permite que a velocidade da transmissão nervosa seja de até 60 vezes maior do que em uma fibra sem mielina.

[6] Alguns exemplos de neurotransmissores excitatórios incluem o glutamato, a substância P e fatores de crescimento. Os neurotransmissores inibitórios são os opioides, o GABA e a glicina. Esses neurotransmissores, que você provavelmente já encontrou em bulas de medicamentos, são produzidos pelo organismo. Outro neurotransmissor de grande importância na regulação e no alívio da dor é a serotonina.

A **percepção** da dor ocorre quando o impulso é reconhecido como sensação dolorosa nas áreas corticais e do sistema límbico do cérebro. No entanto, é na fase de **modulação** que o organismo se adapta ou reage aos estímulos recebidos, o que é influenciado pelo senso de realidade, pelos valores, pelas crenças e pelas predisposições internas do indivíduo. Em situações que exigem uma reação de luta ou fuga, por exemplo, uma pessoa pode suprimir a dor para obter a força necessária para escapar da ameaça.

A fase de modulação é particularmente relevante quando se trata de uma abordagem proativa. Se, mesmo enfrentando dor, conseguirmos praticar movimentos relaxantes, automassagem, exercícios respiratórios e meditações, é provável que a percepção da dor seja atenuada sem a necessidade de recorrer a medicamentos analgésicos.

Portanto, se há motivação para lidar com o problema, se as crenças são positivas, se há envolvimento emocional, confiança e segurança na vida, entre outras manifestações subjetivas que influenciam a pessoa com dor, a fase de modulação pode resultar em uma percepção de dor significativamente menos desagradável. Do mesmo modo, a interpretação consciente da dor como ameaçadora, perigosa ou até catastrófica pode impactar a maneira como o sistema modulador a percebe e torná-la potencialmente mais dolorosa.

Na segunda parte deste livro, serão abordadas justamente as ações práticas que tanto o corpo quanto a mente podem adotar para cultivar uma sensação interna de fortalecimento. Quando esse aprendizado é adequadamente aplicado, pode ativar a inteligência do corpo em benefício próprio, possibilitando enfrentar de forma mais consistente os momentos de modulação da dor. Embora não haja garantias absolutas desse resultado, a prática pode desempenhar um papel importante e integrar-se ao processo que envolve o autocuidado.

Um ponto que reitera a relevância dessas práticas é a atualização da memória cerebral em relação à forma de lidar com a dor. Nesse sentido, um aspecto importante e que demanda maior compreensão é a persistência da dor mesmo após a resolução da causa subjacente. Autores como Catalano e Hardin abordam esse tema no livro *Dores crônicas: um guia para tratar e prevenir*, em que entendem a persistência como um aspecto do condicionamento cerebral no enfrentamento da dor. Eles afirmam que, "por alguma razão a dor permanece 'marcada' nas vias de condução dolorosas, induzindo o sistema nervoso central a reter por algum tempo a memória dela".[7] Nesse contexto, todas as práticas que possam estimular a renovação das áreas cerebrais são bem-vindas e podem nos colocar em uma posição muito mais favorável para lidar com a experiência dolorosa.

Como podemos ser proativos corporalmente diante da dor? Naturalmente, todas as ações devem ser realizadas no âmbito da autorresponsabilidade em relação ao que é possível fazer individualmente. Em situações de dor aguda, que ocorre como reação imediata do organismo, muitas vezes é necessário buscar assistência em um pronto-socorro para obter uma avaliação detalhada do incidente por parte de médicos e da equipe de enfermagem. Por outro lado, no caso de dores crônicas, lançar mão de práticas não invasivas e naturais certamente terá um impacto significativo.

Ações proativas para a dor de acordo com os sistemas do corpo

Independentemente da origem da dor – seja ela proveniente de um ferimento causado por um corte, uma lesão no ombro, artrite, dor na coluna ou um desconforto estomacal –, diversas áreas do corpo estão envolvidas na experiência. Isso ocorre porque a dor desencadeia diferentes reações em diferentes partes do organismo.

Quando a dor é acompanhada pelo sentimento de medo, por exemplo, ativa-se o sistema nervoso simpático, e o indivíduo é levado a

[7] CATALANO, Ellen M.; HARDIN, Kimeron N. **Dores crônicas**: um guia para tratar e prevenir. São Paulo: Summus, 2004, p. 33.

um estado de reação de luta ou fuga. Nesses momentos, hormônios adrenérgicos são liberados, os músculos se tensionam, o sistema digestório desacelera, o ritmo cardíaco aumenta e a respiração se torna mais superficial. Por isso, é crucial considerar de forma independente todas essas partes envolvidas e direcionar nossa energia e ação para cada uma delas.

Com o objetivo de fornecer uma compreensão clara e prática, exploraremos a seguir abordagens proativas para trabalhar cada uma das áreas envolvidas na experiência dolorosa.

SISTEMA NERVOSO CENTRAL

Como discutido anteriormente, a sensação de dor só é percebida quando chega ao córtex cerebral (figura 4.1). Além disso, a liberação de neurotransmissores ocorre no corno posterior da medula (localizado na medula espinhal) (figura 4.2), que desempenha um papel tanto de inibir quanto de ativar as respostas relacionadas à sensação dolorosa. O sistema límbico também está envolvido na modulação da dor.

É, portanto, no sistema nervoso central que os estímulos do corpo são processados para formular respostas, incluindo a experiência da dor. Por essa razão, vale reforçar um ponto já mencionado anteriormente: é essencial que outras sensações além do estímulo doloroso cheguem ao córtex. Aqueles momentos de alegria ao sair com os amigos, brincar com o neto ou cuidar das plantas são exemplos. Mesmo quando há dor, é importante incorporar essas sensações prazerosas. Considerando que a

> Quando a dor é intensa, às vezes se torna quase impossível desviar a atenção para outras sensações. Em tais momentos, pode ser necessário um esforço adicional - é fundamental fazer o melhor possível, é claro, mas sempre respeitando os próprios limites.

competição com a dor requer a ampliação dessas sensações, é recomendável cultivar experiências conscientes, desviando o foco do desconforto.

Algumas sugestões de atividades que podem proporcionar bem-estar são: caminhar ao ar livre, de preferência em áreas com muito verde, fazer uma boa leitura, meditar, envolver-se com a terra, cuidando de uma horta ou jardim, por exemplo, e praticar exercícios respiratórios. Em alguns casos, a melhor abordagem pode ser a prática de movimentos suaves.

SISTEMA RESPIRATÓRIO

Em situações de dor, especialmente quando há lesões nos tecidos (musculares, articulares, conjuntivos, etc.), é crucial que a região afetada receba um suprimento sanguíneo mais oxigenado para acelerar o processo de reparação. No entanto, a dor pode levar a uma maior contração dos músculos, incluindo aqueles envolvidos na respiração, como o diafragma e os músculos intercostais. Para contornar esse problema, é recomendado realizar automassagem e alongamentos nas áreas dos músculos respiratórios. Após essas intervenções, praticar respirações profundas por um período prolongado pode ser benéfico, juntamente com massagens para aumentar a oxigenação nas regiões dolorosas.

Respirar adequadamente também pode trazer um benefício adicional: uma respiração nasal, lenta e profunda leva o músculo diafragma a se mover mais, e em direção ao abdômen; respirar desta forma faz com que as fibras do nervo vago se alonguem a ponto de ativar o reflexo de Hering-Breuer, que conecta os pulmões ao sistema nervoso autônomo parassimpático, provocando a liberação de hormônios calmantes.

SISTEMA MUSCULAR

A necessidade de relaxar os músculos é especialmente relevante quando eles estão lesionados e causando dor, seja na área afetada ou nas proximidades, como em uma articulação ou órgão. Para isso, podem ser empregadas práticas como automassagem, com movimentos suaves e coordenados. Mais detalhes sobre essa abordagem serão explorados na segunda parte deste livro.

SISTEMA NERVOSO PERIFÉRICO

Como mencionado anteriormente, a dor percorre um caminho desde o estímulo doloroso até o córtex cerebral, passando pelos nervos periféricos. Algumas estratégias terapêuticas visam direcionar essa via, como o uso do aparelho de estimulação elétrica nervosa transcutânea, conhecido como TENS. Ao transmitir impulsos elétricos através das fibras longas, ele acaba inibindo a transmissão da dor pelas fibras menores. Além disso, em situações de dor neuropática originada por lesões nos próprios nervos periféricos, massagear ou realizar automassagem nas áreas por onde os nervos passam pode proporcionar conforto e melhorar a comunicação neural. Vale notar também que a massagem na pele pode desencadear ainda a liberação de endorfina, um analgésico natural do corpo.[8]

SISTEMA DIGESTÓRIO

A quantidade de neurotransmissores presentes na mucosa intestinal é maior do que na medula espinhal. Essa informação ressalta a importância de cuidar da saúde e do funcionamento do sistema digestório por meio de uma alimentação adequada, não apenas para facilitar a digestão, mas também para liberar hormônios calmantes, como serotonina e acetilcolina. Quando estamos sob estresse ou irritação, a eficácia do sistema digestório pode ser comprometida, conexão que será explorada no próximo capítulo ao discutirmos abordagens proativas para lidar com o estresse.

8 KAADA, Birger; TORSTEINBØ, Ove. Increase of plasma beta-endorphins in connective tissue massage. **General Pharmacology**, v. 20, n. 4, p. 487-489, 1989.

SISTEMA CARDÍACO

Já comentamos aqui que as emoções têm influência sobre a percepção da dor, levando a estados como medo e desespero. Essas reações podem resultar em alterações no ritmo cardíaco, provocando, por exemplo, taquicardia, quando o coração passa dos 100 batimentos por minuto, ou bradicardia, quando a frequência cardíaca fica abaixo de 50 batimentos por minuto. Ambas as situações são consideradas arritmias e indicam que os impulsos elétricos do coração não estão funcionando adequadamente.

Para manter a eficiência do funcionamento cardíaco, é crucial que os batimentos cardíacos estejam em equilíbrio. Práticas como a meditação podem ajudar, e essa abordagem será mais aprofundada na segunda parte deste livro.

FIQUE ATENTO

Em casos de arritmias, é de extrema importância consultar um cardiologista. Somente esse profissional poderá determinar se as irregularidades no ritmo cardíaco são causadas pelas emoções decorrentes da dor ou por outros fatores. Além disso, é essencial descartar qualquer condição cardíaca subjacente que possa contribuir para o quadro.

SISTEMA CIRCULATÓRIO

Em situações de dor, é comum que os músculos se contraiam, prejudicando a circulação sanguínea. Entretanto, uma circulação adequada é justamente crucial para a reparação de tecidos danificados e para efeitos analgésicos, ou seja, para o alívio da própria dor.

Uma prática antiga e natural alinhada ao enfoque proativo no manejo da dor é o uso de compressas quentes e frias. Essa técnica é reconhecida tanto pela tradição quanto pela comunidade acadêmica. No entanto, é importante empregá-la corretamente para otimizar a circulação sanguínea.

Especialmente se a dor é de origem muscular ou articular, é recomendável a aplicação de compressas antes e depois dos movimentos corporais. As compressas também podem ser eficazes na redução da inflamação tecidual.

O quadro a seguir detalha algumas situações em que se pode usar compressas quentes e frias e os efeitos de cada uma.

QUADRO 4.1. COMPRESSAS QUENTES *VERSUS* FRIAS

CALOR	FRIO
OS VASOS SANGUÍNEOS SE DILATAM	OS VASOS SANGUÍNEOS SE CONTRAEM
ANALGESIA (ALÍVIO DA DOR)	ANALGESIA (ALÍVIO DA DOR)
RELAXAMENTO MUSCULAR	CONTRAÇÃO MUSCULAR
OS TENDÕES DOS MÚSCULOS FICAM MAIS ELÁSTICOS	OS TENDÕES DOS MÚSCULOS FICAM MENOS ELÁSTICOS
O CALOR NÃO ATINGE O OSSO	O FRIO PENETRA MÚSCULOS E OSSOS
AUMENTA O INCHAÇO	DIMINUI O INCHAÇO

A seguir, algumas orientações e informações sobre o uso de compressas quentes ou frias:

* As compressas podem ser feitas com toalhas umedecidas em água quente ou fria, de acordo com a necessidade, ou com bolsas de gel postas diretamente sobre a pele. Tenha cuidado para não se queimar com temperaturas extremas, quentes ou frias.
* Evite plásticos gelados em contato direto com a pele, pois podem causar queimaduras – use um pano fino como barreira.

* Em casos de lesão ou trauma, procure imediatamente usar compressas frias para conter a hemorragia e nunca utilize compressas quentes, para evitar derramamento de sangue na área.
* Em algumas situações de vulnerabilidade muscular ou articular, como nas artrites reumatoides, o uso da compressa fria pode intensificar a contração muscular e a dor.
* O calor tende a relaxar os músculos, e o frio a contrair. No entanto, o fuso muscular[9] pode ficar inoperante sob o frio, levando ao relaxamento.
* Para lesões mais profundas, como as que atingem os músculos e tecidos conjuntivos mais profundos, utilize compressas frias, pois o frio penetra nas camadas mais internas.
* Compressas frias auxiliam na drenagem do edema (inchaço) em tecidos inflamados.
* Compressas frias devem ser aplicadas por no máximo 25 minutos, com intervalos superiores a 3 horas entre as aplicações. O efeito de analgesia tende a cessar após esse tempo, assim como em intervalos menores que 3 horas. A temperatura da compressa deve ser em torno de 10 °C.
* Compressas quentes, embora mais agradáveis, representam maior risco de aumento do edema. Mergulhar a parte do corpo a ser tratada em uma vasilha com água quente contendo sal pode ser eficaz para diminuir esse risco. Para analgesia, 10 minutos são suficientes. Se usar panos úmidos, a água deve estar em torno de 40 °C.
* Para reduzir edemas, alterne compressas quentes e frias. Isso potencializa a dilatação e a constrição dos vasos. Uma sequência recomendada para aliviar a dor é fazer 3 minutos de compressa quente seguidos de 30 segundos de compressa fria, realizando cerca de 10 repetições.

[9] Receptor sensorial proprioceptivo presente no tendão que liga o músculo ao osso. Atua emitindo sinais para o músculo ser contraído.

Ações proativas para a dor de acordo com o local onde ela se manifesta

Alguns pontos essenciais devem ser considerados ao lidar com a dor em situações e áreas corporais específicas.

Embora estejamos tratando da abordagem proativa, que envolve o autocuidado com o corpo e a saúde, é importante ressaltar novamente a relevância de contar com a assistência de um profissional de saúde, seja de um terapeuta ocupacional ou de um fisioterapeuta, por exemplo, tanto para obter um diagnóstico quanto para proceder a um tratamento.

Os pontos a seguir devem ser compreendidos para que você possa ter um diálogo produtivo com o profissional de saúde que irá assisti-lo, além de fazer a sua parte no processo.

DOR ARTICULAR

A causa da dor em uma articulação precisa ser entendida e tratada de maneira específica. No entanto, há muitas ações que podem ser realizadas de maneira sistêmica. Por exemplo, considere realizar movimentos circulares em várias articulações, e não apenas naquela que está dolorida. Se uma articulação está lesionada e dolorida a ponto de ser difícil movê-la, movimentar a articulação adjacente pode ser benéfico. Os músculos se conectam entre as articulações. Ao realizar movimentos circulares, você trabalha nas articulações de maneira sistêmica.

Artrite

A artrite é uma condição reumática que causa dor e inflamação nas articulações. Existem diversas formas de artrite, sendo a osteoartrite a mais comum, caracterizada pelo desgaste da cartilagem ou crescimento de esporões ósseos. Além da dor, pode haver limitações de movimento. A artrite reumatoide é mais grave, levando a deformações articulares, limitações funcionais e fadiga constante. Em todos os casos, é importante realizar práticas que aumentem a amplitude de movimento nas articulações, reduzam o inchaço e fortaleçam os músculos. É recomendável se exercitar quando não houver crises intensas de dor. O uso de compressas também é benéfico. Costumo orientar pessoas com artrite reumatoide a utilizar simultaneamente compressas quentes e frias, com pequenas toalhas umedecidas em água quente e em água fria: a compressa fria é aplicada diretamente na área inchada para reduzir o edema, enquanto a compressa quente, aplicada ao redor, proporciona uma sensação de bem-estar e alívio da dor.

DOR MIOFASCIAL (MUSCULAR)

A dor miofascial é bastante comum, especialmente em praticantes de esportes recreativos que não se aquecem ou alongam corretamente, o que pode resultar em contusões ou distensões musculares. Esse tipo de dor também pode ocorrer quando um músculo é excessivamente utilizado.

Além do que foi prescrito pelo médico, há algumas medidas que você pode adotar para atenuar as dores: usar compressas quentes e frias, realizar automassagem suave com uma pomada que promova o aquecimento profundo da área afetada e fazer pequenos alongamentos.

Procure trabalhar o músculo oposto ao que dói. Em toda ação, há um músculo que precisa relaxar para que o músculo principal possa se contrair – é o músculo antagonista da ação principal: ao dobrarmos o joelho enquanto caminhamos, por exemplo, o músculo frontal da coxa precisa relaxar para que o quadríceps da coxa (na parte posterior) se contraia. Experimente massagear e alongar o músculo dolorido e também seu antagonista. Lembre-se ainda de sempre movimentar e massagear os pequenos músculos para equilibrar todo o sistema muscular. Realizar pequenos movimentos em áreas próximas aos músculos lesionados também pode ajudar a evitar a contração desses músculos e favorecer a circulação local.

DOR NA COLUNA VERTEBRAL (COSTAS E PESCOÇO)

Há diversas causas para a dor na coluna vertebral, e para obter bons resultados no alívio do desconforto é essencial analisá-las com precisão. Em geral, o tratamento para dor na coluna vertebral visa alinhar as estruturas vertebrais, ou seja, promover uma postura adequada. Muitas vezes, justamente a ausência de uma postura apropriada pode ser a causa da dor. Também é importante considerar o fortalecimento e relaxamento dos tecidos que envolvem as vértebras. Quando há compressão dos nervos que saem da medula, é necessário pensar em como aumentar o espaço ao redor desses nervos.

FIBROMIALGIA E OUTRAS DORES REUMÁTICAS

Pessoas com fibromialgia frequentemente enfrentam dificuldades para dormir, fadiga constante e tensão muscular. Quando a dor está disseminada por várias áreas do corpo, caso da fibromialgia, é importante focar em duas estratégias principais: realizar pequenos movimentos e praticar exercícios respiratórios. Também são hábitos benéficos evitar alimentar-se perto do horário de dormir e minimizar estímulos que possam interferir no sono. A qualidade do sono desempenha um papel crucial no manejo geral das dores, portanto, é fundamental cuidar desse aspecto, mantendo um descanso adequado.

CEFALEIAS (DORES DE CABEÇA)

Há mais de cem tipos diferentes de cefaleias. Se você sofre de dores de cabeça crônicas e recorrentes, é importante buscar a ajuda de um médico para obter um diagnóstico e determinar se há alguma condição grave envolvida. Embora muitas cefaleias estejam relacionadas ao estresse emocional, todas têm um componente físico. Muitas são causadas por tensão muscular, sobretudo no pescoço e nas costas - são as conhecidas cefaleias tensionais. Procure reduzir a tensão nessa região e observe se isso alivia o seu desconforto. Para aliviar a tensão no pescoço, você pode realizar movimentos com a cabeça passivamente: apoie as mãos sobre as orelhas e mova a cabeça suavemente e em círculos a partir do movimento de suas mãos. Repita em ambas as direções. Outra opção é deitar sobre duas bolas de tênis - isso relaxa e traz conforto para os músculos das costas e também beneficia o pescoço (veja os detalhes desse exercício e de outros no capítulo 10). Além disso, observe sua alimentação e se ela pode estar contribuindo para desencadear processos inflamatórios.

DOR NEUROPÁTICA

Em geral, são os nervos que transmitem a sensação de dor, mas, na dor neuropática, é o próprio nervo que gera a sensação dolorosa. Neuropatia periférica é um tipo de dor neuropática que frequentemente afeta os pés e as mãos (extremidades do corpo). Às vezes, é acompanhada por formigamento ou dormência. Embora essa categoria de dor exija uma compreensão mais profunda, a recomendação é buscar sensações equilibradas e confortáveis para a pele. Uma massagem ou manipulação passiva nas mãos, pés e outras áreas do corpo pode ajudar a lidar com esse tipo de dor.

OUTROS TIPOS DE DOR E SÍNDROMES

Independentemente do tipo de dor, é fundamental praticar o autocuidado usando o bom senso e tendo sempre em mente como a dor afeta o organismo. Isso também se aplica a síndromes, que são conjuntos de sintomas ou sinais observados em várias condições, muitas vezes sem uma causa específica. No autocuidado, sempre leve em consideração a saúde integral do corpo, abordando aspectos físicos, emocionais e mentais. O objetivo da abordagem proativa é reorganizar o sistema afetado para alcançar como benefício a ausência da dor.

ALGUNS PONTOS A CONSIDERAR NO CUIDADO DA DOR

* Se a sua dor não exige repouso completo, busque se exercitar com cautela, com movimentos suaves coordenados com a respiração. Você pode, por exemplo, visualizar a área dolorida recebendo mais aporte sanguíneo para melhorar ou aliviar suas dores. Crie um plano de movimentos que sejam benéficos para você e repita-o regularmente.
* A região das costas tem influência nos membros (pernas e braços) e no pescoço. Independentemente da localização da sua dor, é importante relaxar os músculos dessa área central do corpo.
* Dois aspectos essenciais no tratamento da dor são o sono e a alimentação. Atente-se a eles.
* A dor tem o potencial de proporcionar aprendizado profundo. Pode nos ajudar a cultivar sentimentos nobres, como amar mesmo em meio à dor, persistir na busca por nossos sonhos e ter criatividade na vida. Esses aspectos não devem ser sacrificados; em vez disso, podem ser restaurados e redefinidos a cada momento de sofrimento.
* Não há fraqueza na dor. Julgar a dor, independentemente do tipo ou da intensidade, não é apropriado. Isso se aplica tanto à responsabilidade da pessoa que a está experimentando quanto ao seu limite de tolerância à dor.* Dada a complexidade das variáveis que contribuem para a sensação dolorosa, não é válido atribuir valores a essas diferenças individuais.
* Além de evitar julgamentos sobre qualquer forma de dor, também é imperativo não rotular as pessoas como fortes ou fracas com base em como lidam com a dor. Há múltiplas maneiras de manejá-la, cada uma influenciada por inúmeras variáveis, todas dignas de respeito. Dor é simplesmente dor e merece ser tratada com compaixão e aceitação. Somente então podemos agir com sabedoria e entendimento sobre como superá-la. O essencial é o processo rumo à cura, reconhecendo a dor sem negá-la e buscando as orientações necessárias para navegar por essa jornada.

* Chamamos de limiar de dor a intensidade de dor que uma pessoa sente ou suporta.

CAPÍTULO 5

PROATIVIDADE CORPORAL PARA LIDAR COM O ESTRESSE

"O estresse é um estado ignorante. Ele acredita que tudo é uma emergência."

Natalie Goldberg

Mesmo sendo um estado de ignorância, como afirma a citação que abre este capítulo, o estresse nos faz perceber que temos um cérebro ativo, que reage ao que está acontecendo ao nosso redor. Quando reconhecemos qualquer ameaça à nossa integridade, seja de origem psicológica ou em resposta a pressões e agressões físicas, desencadeiam-se os mecanismos de defesa do estresse.

Apesar das "boas intenções" cerebrais, ser submetido a situações estressantes de forma prolongada geralmente resulta em doenças, melancolia, ansiedade, dores, exaustão e irritabilidade. Quanto mais longo ou grave for o evento causador do estresse, maior será o impacto na pessoa e no organismo como um todo.

A lista desses causadores é grande. Para citar alguns, temos a rotina atribulada, com as altas demandas do dia a dia, o ritmo acelerado das atividades, o alto volume de informações circulantes, o distanciamento ou isolamento das pessoas, a insegurança, a perda de trabalho, entre tantas outras situações cotidianas que são interpretadas pelo cérebro como situações de perigo.

Lidar com o estresse requer uma abordagem abrangente, que vá além dos aspectos físicos e biológicos. É essencial estar atento às emoções e aos pensamentos, que geralmente são os principais determinantes da resposta ao estresse. Ao discutir o papel dos pensamentos e das emoções na ativação de respostas do nosso organismo, assim como o papel da percepção das ameaças iminentes, não podemos esquecer de mencionar a mente.

O cérebro é um órgão alojado no crânio, visível, tangível e manipulável. Sua estrutura é basicamente composta por células neuronais, vias neurais e sinapses (os espaços entre as células nervosas). Seu funcionamento depende dos neurônios, que, por sua vez, dependem de substâncias químicas, enzimas e hormônios, estruturas quantificáveis e analisáveis. Por outro lado, a mente é não material, intangível e inobservável, e por isso também é mais complexa de ser definida. Engloba a capacidade de pensar, perceber, amar, sonhar, sentir raiva, aprender, lembrar, resolver problemas, comunicar-se por meio da fala e da escrita, criar e influenciar culturas, etc. O neurologista Gilberto Gonçalves de Oliveira afirma que: "[...] processos decorrentes da mente podem ser identificados, como o pensamento, a intencionalidade, entre outros. Essas características da mente fazem parte do sujeito pertencente à junção mente-corpo".[1]

Quando o cérebro reage às percepções da mente e reconhece uma ameaça iminente ou a necessidade de se adaptar a uma situação nova, ocorrem respostas fisiológicas ao estresse acionadas por duas reações distintas: uma de natureza nervosa e outra hormonal. Compreendê-las poderá nos ajudar a encontrar respostas corporais para vencer esse mal. O médico Thierry Janssen[2] explica os dois tipos de reação.

[1] OLIVEIRA, Gilberto G. de. **A pedagogia da neurociência**: ensinando o cérebro e a mente. Curitiba: Appris, 2015, p. 72.

[2] JANSSEN, Thierry. **A solução interior**. Rio de Janeiro: BestSeller, 2008.

* REAÇÃO NERVOSA *

Frente a uma situação de estresse, primeiramente o sistema nervoso simpático é ativado e a adrenalina é liberada na corrente sanguínea pela glândula suprarrenal (situada acima dos rins). Isso desencadeia várias respostas físicas: aumento da frequência cardíaca, aceleração da respiração, contração dos vasos sanguíneos periféricos (resultando em extremidades frias), redirecionamento do sangue para os músculos para maior agilidade (uma reação que sugere prontidão para fugir do agente ameaçador). Esse processo também pode levar a um aumento da temperatura corporal e à diminuição das secreções salivares (resultando em boca seca). É importante notar que essas circunstâncias podem contribuir para desencadear eventos como o infarto do miocárdio.

* REAÇÃO HORMONAL *

A resposta hormonal surge a partir de reações químicas iniciadas no hipotálamo e na hipófise, áreas cerebrais, e também na glândula suprarrenal. Essas estruturas liberam principalmente o cortisol, um potente anti-inflamatório, em resposta à percepção de ameaça, ativando o sistema de defesa. Entretanto, se essa liberação no organismo se dá de forma prolongada, essa ação se desorganiza, resultando em aumento de infecções e produção exagerada de radicais livres, substâncias tóxicas para o corpo. Essa desregulação metabólica pode comprometer o sistema imunológico e aumentar o risco de doenças autoimunes, como diabetes, hipotireoidismo, insuficiência das glândulas suprarrenais, hepatite autoimune, doença de Crohn, doenças reumáticas, entre outras. Além disso, distúrbios de memória, fadiga, irritabilidade, depressão, diminuição da libido, insônia, agitação e ansiedade também podem surgir como consequências do desequilíbrio.

Quando o estresse é favorável

O estresse, quando breve e transitório, pode ter um efeito positivo e não causar danos ao corpo. Isso acontece devido à natureza do *esforço de adaptação* que o organismo emprega diante de situações inesperadas. Um exemplo de estresse benéfico são os momentos de expectativa que antecedem a entrada de um atleta em uma competição. A adrenalina liberada no sangue pode ser canalizada para a prova, que exige concentração, força e habilidade. Mesmo um casal de namorados, no início do relacionamento, pode experimentar momentos de estresse nos primeiros encontros, mas esse estresse é transformado em encanto e alegria.

O médico e especialista em psicossomática Artur Zular[3] classifica o estresse em quatro categorias:

* **ESTRESSE AGUDO:** surge repentinamente e desaparece rapidamente, com começo, meio e fim. Um exemplo é quando alguém bate em seu carro.
* **ESTRESSE SEQUENCIAL:** ocorre quando um evento estressante desencadeia outros. Por exemplo, a perda de emprego às vezes impõe que se aprenda uma nova profissão ou leva a dificuldades financeiras.
* **ESTRESSE INTERMITENTE:** o foco do estresse permanece por um período prolongado, mas manifestando-se esporadicamente. Por exemplo, uma briga de um casal.
* **ESTRESSE CRÔNICO:** refere-se a situações em que o estresse ocorre sistematicamente e por um longo período, ou quando o evento estressor altera permanentemente a vida de alguém. Um exemplo é o surgimento de uma doença que causa limitações físicas.

Podemos, então, definir o estresse como uma reação espontânea do organismo frente a um fato novo, inusitado, como uma situação de perigo iminente. Esse mecanismo nos deixa em estado de alerta, provocando alterações físicas e emocionais.

[3] ZULAR, Artur. **Sucesso sem stress**. São Paulo: BestSeller, 2000.

Para lidar com o estresse de maneira proativa e manter uma saúde equilibrada e o bem-estar, é essencial reconhecer e trabalhar qualquer sinal de estresse, independentemente da categoria a que pertença.

Fontes de estresse

Existem situações em que o estresse é mais tangível, como quando lidamos com desafios no trabalho, com dificuldades com chefes ou colegas, com o ritmo agitado do dia a dia, o trânsito, doenças, consumo de álcool e drogas, problemas financeiros, conflitos nos relacionamentos, morte de um ente querido, problemas familiares ou tantas outras questões da vida prática. Além dessas circunstâncias mais palpáveis, há aspectos relacionados ao nosso mundo interior, incluindo crenças e a forma como vemos e interagimos com o mundo e com as pessoas, que também podem desencadeá-lo.

Em várias ocasiões, testemunhei em meus pacientes o sofrimento causado por uma vida estressante. Essas experiências me levaram a considerar que poucas coisas podem ser tão prejudiciais quanto manter pensamentos rígidos e ideias preconcebidas, quando o estresse é desencadeado pela influência da mente. Não me refiro aqui a conceitos de certo ou errado, pois o erro é parte da natureza humana. Em vez disso, falo sobre uma postura inflexível, intolerante e não adaptável em relação a qualquer assunto.

Quando não há tolerância e somente o nosso próprio ponto de vista é valorizado, entramos em um estado de *orientação fechada*. Nesse modo, rejeitamos qualquer perspectiva diferente dos nossos valores e convicções, especialmente quando confrontados com opiniões divergentes. Fisicamente, essa atitude nos leva a tensões musculares e demanda muita energia para nos ajustarmos a novos contextos.

Por outro lado, quando adotamos uma *orientação aberta*, somos capazes de ouvir e reconhecer outras possibilidades de interpretação mesmo quando não concordamos com elas. Nesse modo, podemos considerar o ponto de vista do outro e respeitá-lo, sem que isso signifique alterar nossas próprias ideias. Liberamos nossas ideias e conceitos da "carga psíquica", o que nos permite explorar mais livremente as maravilhas da vida, inclusive as perspectivas que podem redefinir nosso próprio modo de ver o mundo.

Juntamente com a rigidez mental, o acúmulo de expectativas em relação a determinados resultados ou situações pode levar à frustração, criando um terreno ainda mais fértil para o estresse.[4] Tanto a defesa extremada de opiniões fixas quanto a acumulação de frustrações desencadeiam conflitos que afetam todas as esferas do nosso ser: o corpo físico, as emoções e o pensamento.

O cérebro opera com base em informações e padrões. Ele não faz distinção entre uma ameaça grande ou pequena. Seja na iminência do ataque de um tigre faminto ou diante de um sentimento de decepção, em uma escala menor, ele reconhece o padrão de perigo e age para nos proteger da suposta ameaça. Essa ação é guiada por experiências passadas, moldadas pela cultura e pelo ambiente. Quando cultivamos um estado de serenidade, somos mais propensos a ter uma postura criativa diante do inesperado. No entanto, se reagimos apenas com base em ideias fixas, ficamos limitados a padrões de memória já registrados, o que pode resultar em sofrimento. Talvez seja crucial entender que as coisas existem independentemente de nossa aprovação ou desaprovação.

Somatização

Quando somos incapazes de lidar com um tormento emocional, é possível que nosso organismo entre em um processo conhecido como somatização. Esse fenômeno ocorre quando nossas emoções levam nosso organismo a responder com sintomas físicos. Se esse padrão se repete frequentemente, é categorizado como transtorno

[4] McEWEN, Bruce; LASLEY, Elizabeth Norton. **O fim do estresse como nós o conhecemos.** Rio de Janeiro: Nova Fronteira, 2003.

de somatização. O campo que explora a conexão entre o corpo e a mente, reconhecendo a integridade inseparável entre ambos, é chamado de psicossomática.

As enfermidades que frequentemente resultam da somatização incluem enxaquecas, síndrome do intestino irritável, alergias alimentares, respiratórias e cutâneas, gastrite, impotência sexual e infertilidade. Em minha experiência clínica, tive a oportunidade de tratar muitos pacientes portadores de doenças autoimunes e neurológicas que, pelo seu histórico clínico anterior à manifestação dos primeiros sintomas, me fizeram constatar que sua condição era resultado do impacto da mente sobre o corpo, especialmente os casos de esclerose múltipla.

Isso nos leva a inferir que, quanto mais cedo agirmos, com discernimento e um corpo proativo e dinâmico, mais bem-sucedidos seremos em reverter os efeitos prejudiciais do estresse.

Atitude proativa

Diante do que foi apresentado até aqui, é possível constatar que não estamos sempre no controle de um cérebro ativo que age a nosso favor. Quando nos encontramos em um estado de estresse crônico (prolongado), as respostas tendem a agir "contra" nós, comprometendo nosso comando interno. Perdemos a clareza dos pensamentos, passamos a ter dificuldade de memória, apresentamos uma coordenação limitada dos movimentos, desenvolvemos tensões musculares, dores generalizadas, irritabilidade, temos dificuldades nos relacionamentos, respiramos de forma curta e ofegante e até mesmo nos deprimimos.

Para combater essa situação, é crucial recuperar o domínio do nosso corpo e da nossa mente. E, mesmo que não estejamos atualmente engajados nesse processo de recuperação, é importante planejar e tomar decisões que abranjam a estrutura corpo, mente e cérebro.

Algumas perguntas que surgem nesse momento são: como nos tornamos agentes proativos para o corpo-mente? Como controlamos nossa estabilidade emocional e mental para preservar nossa saúde e minimizar o desgaste físico?

O primeiro passo é reconhecer nossa habilidade de adaptação aos eventos que ocorrem ao nosso redor. Devemos ter consciência de que, se mantivermos a calma, as situações podem passar. Alcançar esse estado de tranquilidade requer técnica e paciência. É essencial lembrar que o estresse é uma resposta reativa dependente da percepção que temos do estímulo estressante. Portanto, ter consciência do que está acontecendo é a chave inicial para agir de forma proativa em relação a ele.

NA PRÁTICA

No método que emprego, que inclui tanto práticas corporais quanto mentais, convido meus alunos e pacientes a perceberem as reações do organismo reguladas pelo sistema nervoso autônomo, que opera de maneira automática. Peço, por exemplo, que observem a respiração e os batimentos do coração. A tomada de consciência nos conecta com a causa e o efeito dos acontecimentos. Quando identificamos o desequilíbrio, podemos agir para promover mudanças. Dessa maneira, fortalecemos nossa capacidade de influenciar as ações que normalmente são automaticamente enviadas pelo cérebro. Ou seja, adotamos uma postura corporalmente proativa para combater o estresse.

AÇÕES PRÁTICAS EM SITUAÇÕES DE ESTRESSE IMEDIATO

Você já passou por momentos em que se sentiu à beira de um forte descontrole emocional ou mental, quando a irritabilidade está à flor da pele e a escolha das palavras para controlar sua reação impulsiva parece quase impossível? Nessas situações, é fundamental fazer um esforço consciente para pausar e direcionar a atenção para alguns pontos do corpo, possibilitando, assim, reações mais saudáveis. (Naturalmente, é preciso lembrar-se disso quando esses episódios ocorrem.)

A seguir, são apresentados alguns pontos nos quais você deve se concentrar e algumas ações que você pode realizar para modificar o rumo da resposta ao estresse assim que ela se manifestar:

* **VISÃO:** a pupila se dilata e a visão pode ficar turva. Pratique o exercício de "empalmar" (ver p. 214).
* **BATIMENTOS CARDÍACOS ACELERADOS:** respire de maneira calma e atente-se a seus batimentos. Observar - sem entrar em pânico - pode trazer resultados positivos. Se necessário, faça uma automassagem nas costas utilizando duas bolas de tênis (ver p. 246).
* **IRRITABILIDADE:** perceba a irritação sem tentar mudá-la imediatamente, pois esse desejo de mudar pode intensificar a sensação. Sente-se confortavelmente com a coluna ereta, feche os olhos e concentre-se na sua respiração.
* **ANSIEDADE:** ao sentir-se ansioso, faça uma automassagem no abdômen, estimulando o nervo vago para reduzir essa sensação. Estresse e ansiedade também não combinam com uma barriga cheia, já que a digestão desacelera quando estamos no modo "luta ou fuga", pois o cérebro prioriza o direcionamento do sangue para os músculos esqueléticos, preparando-nos para a ação. Caso se sinta ansioso, evite excessos ao se alimentar.

CUIDADO PROLONGADO

Ser proativo em relação ao corpo implica levar uma vida com disponibilidade corporal (mental e emocional) para lidar com o imprevisível, o que requer o cuidado constante dos diversos âmbitos da saúde.

Um estudo realizado em 2002 por Baptista e Dantas[5] lança luz sobre esse ponto. O estudo destaca os benefícios do movimento corporal para a melhora do rendimento intelectual, da confiança, da segurança, da estabilidade emocional, do resgate da memória e da percepção, da autoestima, do bem-estar, do humor, da satisfação sexual e da independência emocional. O mesmo estudo mostra também que a prática de atividades físicas ajudou a lidar com aspectos como absenteísmo no trabalho, agressividade, raiva, depressão, ansiedade, confusões mentais, fobias e tensões emocionais.

Exercitar-se pode auxiliar de forma significativa no manejo mais consistente e duradouro do estresse, lembrando sempre da importância de manter a conexão mente-corpo. Devemos extrair energia do nosso próprio corpo, combinando práticas que trabalhem os aspectos físico e mental, a fim de superar os desgastes de nossos condicionamentos.

Algumas atividades corporais serão detalhadas na segunda parte do livro. Mas, por enquanto, vamos a esta breve e importante sequência para o cuidado do corpo:

1. **ATIVIDADE AERÓBICA:** ao passar por um período de estresse, é importante se envolver em uma atividade aeróbica. Exercícios contínuos que estimulem a circulação sanguínea são uma oportunidade para eliminar as toxinas geradas. Caminhar de 30 a 40 minutos pode ser benéfico; se houver aptidão física, correr também é uma opção. Caso não seja possível realizar nem uma nem outra atividade, você pode socar almofadas, gritar ou se movimentar vigorosamente. Movimentar o corpo e se sacudir

[5] BAPTISTA, Marcio R.; DANTAS, Estélio H. M. Yoga no controle de stress. **Fitness & Performance Journal**, v. 1, n. 1, p. 12-20, 2002.

com liberdade pode ser eficaz. Se você tem uma vida sedentária, é aconselhável procurar um médico cardiologista antes de começar a se exercitar. Também é recomendável consultar um educador físico para montar um programa adequado.

2. **MOVIMENTOS CONSCIENTES:** após a atividade aeróbica, faça movimentos que aumentem a consciência corporal. Realizar pequenos movimentos na posição em pé, sentada ou deitada é benéfico. Execute-os com plena atenção ao corpo, acompanhando o ritmo com a respiração. Por exemplo: abra e feche as mãos mantendo atenção total no movimento do corpo e na respiração.

3. **EXERCÍCIOS RESPIRATÓRIOS:** numa terceira etapa, faça exercícios respiratórios. Abordaremos esse tema com mais detalhes adiante, mas é válido ressaltar que a respiração profunda e pelo nariz (calma e prolongada) favorece a ativação do sistema nervoso parassimpático. Além disso, ajuda a alcalinizar o sangue, que tende a ficar mais ácido em situações de estresse.

4. **MEDITAÇÃO:** ao concentrar-se intensamente no corpo, é praticamente impossível não perceber os efeitos negativos do estresse. A meditação é uma ferramenta que possibilita a observação das sensações corporais, enquanto ajuda a interromper os pensamentos de preocupação. Isso nos mantém conectados com o corpo de forma mais intensa e permite agir conscientemente para evitar a tensão muscular e mental, prevenindo o congelamento das sensações corporais.[6]

6 "Congelamento das sensações corporais" é uma expressão utilizada em algumas abordagens terapêuticas, incluindo a da psicossomática, e quase sempre está relacionada com algum trauma psicológico. Além dos elementos da psiquê, o estresse físico, como horas de trabalho sem descanso, também enrijece os músculos. Tudo isso colabora para que haja o congelamento das sensações corporais, ou seja, a diminuição das sensações do corpo, rigidez e dificuldade de se movimentar. O corpo congelado é a causa de muitas lesões, como distensões e entorses.

É POSSÍVEL SE PREPARAR CORPORALMENTE PARA O IMPREVISÍVEL?

Até aqui o conteúdo abordado teve muito a ver com evitar e resolver conflitos internos com nossos próprios pensamentos e manter a calma diante daquilo que surge. Mas, na verdade, a essência de ser proativo é nos prepararmos para o que pode vir de maneira imprevisível, adotando uma postura sábia de integração entre a mente, as emoções e a ação física. Procuramos reforçar a estrutura do corpo-mente para lidar com as situações do dia a dia, a fim de reduzir as possibilidades de estresse. Na prática, essa sabedoria corporal não se limita a afastar preocupações e pensamentos indesejados, mas abrange uma clareza e uma consciência que nos permite agir corporalmente diante de eventos desafiadores.

Neste ponto proponho que você interrompa momentaneamente sua leitura para responder a algumas perguntas, mesmo que para você elas se refiram apenas a situações hipotéticas. Preste atenção se os tópicos mencionados provocam mudanças em sua respiração ou geram algum grau de tensão em seu corpo. Se sim, identifique onde exatamente no corpo você sente essa tensão. Quanto mais preciso for seu entendimento disso, mais preparado você estará para enfrentar desafios futuros.

Vamos às perguntas:

1. Como os seus relacionamentos atuais (casamento, namoro ou amizades) podem influenciar sua vida e gerar estresse ou ansiedade? Qual seria sua abordagem proativa corporal para lidar com isso?
2. Como os problemas familiares afetam sua vida e podem gerar estresse ou ansiedade? Qual é sua resposta proativa corporal?

3. Como a preocupação com doenças, próprias ou de familiares, pode influenciar sua vida e gerar estresse ou ansiedade? Qual sua abordagem proativa corporal?
4. Como as questões relacionadas ao trabalho podem influenciar sua vida e gerar estresse ou ansiedade? Qual é sua resposta proativa corporal?
5. Como os aspectos financeiros podem influenciar sua vida e gerar estresse ou ansiedade? Qual sua abordagem proativa corporal?
6. Como a falta de sono ou um sono de má qualidade podem influenciar sua vida e gerar estresse ou ansiedade? Qual é sua resposta proativa corporal?
7. Como a falta de tempo para atividades prazerosas pode influenciar sua vida e gerar estresse ou ansiedade? Qual é sua abordagem proativa corporal?
8. Como a morte de um parente próximo, ou de alguém querido, pode causar estresse? Qual é sua resposta proativa corporal?
9. Como as notícias em geral e o sofrimento presente no mundo podem influenciar sua vida e gerar estresse ou ansiedade? Qual é sua abordagem proativa corporal?

Mesmo que você não saiba como responder a essas perguntas no momento, elas podem servir como pontos de reflexão futura, à medida que você explora o conteúdo deste livro. O compromisso em se fortalecer cuidando do pensamento, das emoções e do corpo físico é o que importa. Em algumas situações, uma nova postura interna, resultado do relaxamento mental, pode conduzir a um novo discernimento.

CAPÍTULO 6

PROATIVIDADE CORPORAL PARA LIDAR COM AS DORES EMOCIONAIS

"Aprender a observar as emoções ajuda a estar a uma boa distância delas, mas sem deixar de estar atento ao seu movimento."

Laia Monserrat

As dores emocionais podem ser paralisantes e por isso representam um dos maiores desafios, sobretudo quando é preciso realizar ações de saúde que requerem participação ativa. A palavra "emoção" tem origem no latim *movere*, que significa "mover" ou "colocar em movimento". Portanto, quando alguém sofre *emocionalmente*, fica comprometida sua capacidade de *se mover* pela vida e de realizar tarefas simples. Isso fica ainda mais evidente quando nos atemos à palavra "motivação" – com as dores, podemos perder o interesse em fazer até o que seria benéfico para nós mesmos.

Muitas vezes a falta de interesse e motivação são sintomas da ansiedade e da depressão. Estima-se que, ao longo da vida, aproximadamente 25% da população mundial enfrentará algum episódio de depressão.[1] Diante desse contexto preocupante, trataremos aqui das dores emocionais de maneira geral, enfatizando a contribuição das práticas que envolvem o corpo e a mente para superá-las.

As emoções são reações imediatas que nos arrebatam, manifestando nossos estados internos e necessidades mais profundas para o mundo exterior. É crucial compreender que as dores ligadas a elas podem estar enraizadas em nossas interpretações de experiências do passado. Essas interpretações moldam nossos comportamentos e pensamentos. O fisiologista Zalpor afirma que tudo que foi aprendido no impacto da emoção nos influencia com maior intensidade:

> *A participação dos sentimentos favorece o processo de aprendizagem. Aquilo que nos emociona no momento em que a informação é armazenada - quer se trate de emoção positiva ou negativa - grava-se na memória de maneira muito mais detalhada e acessível do que as coisas que nos deixam indiferentes.*[2]

Portanto, é valioso refletir profundamente sobre a origem de nossas emoções. Ao investigar esses momentos, frequentemente encontraremos aprendizados e memórias que nos fazem sentir diversas emoções, como raiva, desânimo, tristeza, alegria, medo e ansiedade. Em resumo, experiências que causaram sofrimento ou desconforto também proporcionam aprendizado armazenado como memória evocativa. Isso ocorre devido à forte associação entre o que pensamos e a emoção que experimentamos no passado.

1 BISQUERRA, Rafael. **Educación emocional y bienestar**. Madrid: Wolters Kluwer, 2008.
2 ZALPOUR, Christoff *et al.* **Anatomia e fisiologia para fisioterapia**. São Paulo: Santos, 2005, p. 180-181.

MEMÓRIA EVOCATIVA

Algo que me marcou profundamente quando eu era jovem foi quando acompanhei a transferência de minha avó, que estava internada em um pequeno hospital na cidade de Jales, interior de São Paulo, para um hospital maior em São José do Rio Preto. Lembro-me vividamente do momento em que ela foi colocada na ambulância e do soar da sirene. Dias depois da internação, ela faleceu. Por muitos anos, toda vez que eu ouvia uma sirene de ambulância, era inundado por uma mistura de emoções, incluindo tristeza profunda.

Esse tipo de dor é influenciado pela memória evocativa. Isso significa que quando algo, seja um objeto, uma pessoa ou uma situação, nos lembra de experiências emocionais do passado, podemos ser afetados por essas lembranças de forma profunda - as experiências permanecem latentes em nossa memória, já que quando aprendemos algo sob forte emoção esse aprendizado é profundamente gravado em nossas estruturas cerebrais. Posteriormente, passamos a repetir padrões com base nessas memórias evocativas - por exemplo, as sirenes de ambulância evocavam a minha perda, que despertava meu sentimento de tristeza. Aquela tristeza era o reflexo da saudade da minha avó, que era querida, presente e amorosa.

O primeiro passo para lidar com a dor emocional é a aceitação. Isso não significa concordar em senti-la, mas reconhecer sua presença e manifestação. Sem essa aceitação, ficamos presos em um conflito interno que dificulta qualquer progresso. Aceitar é um passo inteligente na tomada de ações que envolvem todo o organismo, unindo o corpo e a mente para enfrentar o sofrimento. Quanto mais conscientes estivermos do que estamos vivendo, melhor poderemos lidar com as adversidades à medida que surgirem.

Dor emocional, cérebro e corpo

Já vimos que nossas memórias, bem como nossos condicionamentos, hábitos e perspectivas de vida, influenciam a forma como o cérebro interpreta determinado evento. A partir dessa interpretação, ele libera neurotransmissores específicos que se ligam a receptores próprios. Esses receptores, ainda no cérebro, desencadeiam diversas reações, como a expressão de emoções, o surgimento ou o alívio da dor, ou até mesmo a interrupção da resposta de "luta ou fuga" mencionada no capítulo anterior. Em outras palavras, antes de experimentarmos uma emoção, existe um processo cerebral que ocorre fora do alcance de nossa consciência, determinando como reagiremos ao que acontece.

Assim, do ponto de vista da biologia, o resultado emocional é determinado pela interação dos neurotransmissores com seus receptores correspondentes. Em termos simples, as informações recebidas pelos nossos sentidos (olhos e ouvidos, por exemplo) são encaminhadas para duas partes distintas do cérebro: uma responsável pelo processamento racional e a outra pela regulação das emoções. Como se pode prever, a primeira funciona com base no raciocínio e na inteligência, enquanto a segunda gera respostas emocionais, talvez incontroláveis.

Do ponto de vista do desenvolvimento, a parte emocional é considerada anterior à parte racional do cérebro e recebe informações mais rapidamente do que esta segunda.[3] Ela não é exclusiva dos seres

[3] Existe também o cérebro reptiliano, ligado às funções de sobrevivência mais básicas e que é ainda mais antigo que o cérebro emocional.

humanos, pois outros vertebrados também a possuem, e integra o sistema límbico, que abriga estruturas responsáveis pelas respostas emocionais, incluindo as amígdalas cerebrais. Estas são duas - cada uma situada em um lobo temporal.

As emoções podem se manifestar de maneira avassaladora diante de eventos de forte impacto. Isso ocorre principalmente porque o sistema límbico é o primeiro a ser estimulado. Somente depois surge uma resposta mais racional do córtex pré-frontal, que nos permite raciocinar e agir de maneira diferente daquilo que o lado mais emocional, ou mesmo o lado mais instintivo, sugere. É importante destacar que as práticas de meditação e de movimentos combinados com atenção ao corpo e aos pensamentos têm como objetivo principal desenvolver essa área mais racional do cérebro e equilibrar as influências do sistema límbico, embora sem reprimi-lo. O que se busca é ampliar a capacidade de auto-observação para que possamos estar, na medida do possível, no "comando" das reações do corpo como um todo.

Conforme discutido no capítulo anterior, é impossível separar o que ocorre no corpo e na mente, incluindo as emoções. Tensões musculares, respiração superficial e batimentos cardíacos acelerados são reações comuns que surgem após perturbações emocionais, indicando claramente essa inseparabilidade. Outro aspecto que demonstra essa unidade é quando ficamos emocional e mentalmente perturbados ao enfrentar doenças físicas. Em outras palavras, eventos que têm origem tanto na mente quanto no corpo reverberam em ambos os domínios.

Muitas vezes, na prática clínica com pacientes que buscam tratamento para dores crônicas ou melhora da mobilidade física, é possível notar que, ao enfrentarem abalos emocionais, seus quadros de saúde pioram. Na maioria dos casos, as tensões musculares surgem como uma manifestação secundária de emoções negativas.

Esses eventos são uma espécie de "concretização emocional no corpo", ou seja, evidenciam que as emoções ocupam um lugar concreto no corpo. E, diante dessa percepção, torna-se uma possibilidade utilizar o corpo para aliviar as dores emocionais - por exemplo, praticando movimentos e respiração conscientes.

Em razão da forte unidade entre corpo, mente e emoção, se não percebemos o quanto antes que uma situação emocional perturbada se instalou no corpo e deu início a algum processo de somatização, ou seja, a uma doença física, pode surgir um problema maior. E aqui chegamos ao propósito primordial deste livro: conscientizar sobre a importância de estarmos vigilantes e atentos a esses processos e de desenvolver uma atitude proativa em relação à saúde.

Permanência ou impermanência no sentir e no pensar: foco no presente

Sentimentos e emoções têm o poder de transformar situações transitórias e impermanentes em algo que parece permanente. Isso ocorre porque tendemos a pensar sobre nossas emoções quando elas surgem. Embora as emoções costumem ser passageiras, nossos pensamentos muitas vezes não o são, já que um pensamento normalmente gera outros, o que faz com que uma emoção acabe gerando também outras. É assim que transformamos algo temporário em algo duradouro, muitas vezes permitindo que as dores emocionais permaneçam em nossa vida por muito tempo. Carregamos a experiência de uma emoção negativa por anos, pensando nela mesmo quando a situação que a originou já não existe mais.

Você já pode ter notado que, quando sente uma dor física, desencadeia-se também um abalo emocional. Como sabemos, a dor física afeta nosso estado emocional, e por isso até mesmo uma dor física aguda e passageira pode criar uma sensação de sofrimento prolongado. Muitas vezes, mesmo após a dor física passar, continuamos pensando nela, perpetuando o sofrimento. Nesse tipo de situação, em que o pensamento age de forma compulsiva e negativa, surge um agravante adicional: o sentimento de incerteza. E o sentimento de incerteza aumenta a dor emocional.

Em um experimento com macacos, McEwen e Lasley descobriram que os níveis de hormônios do estresse aumentavam muito mais quando os animais eram submetidos a situações de incerteza sobre a possibilidade de receber choques elétricos do que quando realmente os recebiam. O estudo demonstrou que a expectativa do choque era um estressor maior do que o choque em si.[4]

A partir desse experimento, podemos entender que as emoções que nos paralisam frequentemente nos mantêm ligados às dores do passado ou ansiosos pelo futuro. Essa ansiedade surge da insegurança em relação ao que esse tempo que virá pode trazer. A realidade, porém, é que vivemos na incerteza, não temos a capacidade de prever o que acontecerá; apenas podemos imaginar o que irá surgir.

É comum que muitas vezes direcionemos nossa vida e nossos pensamentos para as dores que nos afligem e nos paralisam. No contexto deste livro, enfatizamos uma postura proativa, para uma vida digna e, de preferência, cheia de alegria. Para alcançar isso, é essencial focar em viver o momento presente da melhor maneira possível. Conforme exploraremos na segunda parte do livro, um corpo e uma mente bem treinados podem nos proporcionar vitalidade e serenidade para viver o aqui e agora.

Processos e aprendizados com as emoções dolorosas

A mente desempenha um papel crucial na "gestão" e concretização das manifestações emocionais. Mesmo que as emoções nos arrebatem, é no âmbito racional, onde a mente atua, que podemos aprender a lidar com as dores emocionais. Por esse motivo, vamos destacar alguns pontos para atenção e reflexão no âmbito do pensamento.

[4] McEWEN, Bruce; LASLEY, Elizabeth Norton. **O fim do estresse como nós o conhecemos.** Rio de Janeiro: Nova Fronteira, 2003.

DORES EMOCIONAIS E COMPULSÕES

Frequentemente, mesmo sem uma compreensão clara da causa de certos sentimentos e emoções, nosso comportamento é influenciado por eles, e começamos a agir de maneira mais impulsiva do que se estivéssemos em plena consciência. Um exemplo simples disso é quando, devido a vulnerabilidades emocionais, buscamos alívio em "amortecedores" emocionais, mesmo que isso prejudique nossa saúde, como doces ou outros alimentos ricos em gordura e açúcar.

A alimentação é um dos aspectos mais afetados quando passamos por conflitos emocionais. Até que ponto nossa alimentação diária é influenciada por nossas emoções? Devemos examinar nossa consciência e procurar ajuda se notarmos que o ato de comer é reflexo de uma compulsão, por exemplo. Uma dica útil é se perguntar se você realmente está com fome antes de comer algo. Ou se, em momentos de felicidade, você consumiria o mesmo alimento na mesma quantidade. Ou se o que está prestes a comer lhe trará mais energia ou, pelo contrário, causará lentidão ao organismo. O açúcar, por exemplo, muitas vezes consumido em excesso em quadros de ansiedade, tende a ser mais prejudicial à saúde.

Além do açúcar, alguns amortecedores que podem ser usados como resposta às dores emocionais são as drogas, o sexo desenfreado, compras desnecessárias, jogos, automedicação e abuso de medicamentos. Ao assumir a responsabilidade pelo próprio cuidado, tente criar alternativas a esses amortecedores, mesmo que ainda não tenha fortalecido completamente seu equilíbrio emocional. Em todos os casos, devemos nos tratar com carinho e compreensão, buscando entender os motivos subjacentes às compulsões. Um registro de algo que foi compreendido como desamor, abandono e trauma pode estar por trás desse comportamento. Tente colocar o autoamor no lugar das atitudes prejudiciais e evitar julgamentos, buscando soluções e ajuda.

FRAGILIDADE E DEPENDÊNCIA EMOCIONAL

Quando alguém se encontra em situação de fragilidade emocional, é comum que também esteja em estado de vulnerabilidade. Nessas circunstâncias, é natural buscar ajuda de terceiros - indivíduos ou instituições - para encontrar alívio para o sofrimento.

Conforme percebemos um aumento da nossa força interior, no entanto, é importante reduzir gradualmente os apoios externos, evitando que nos tornemos emocionalmente dependentes. A dependência nunca é benéfica, especialmente para quem está lidando com fragilidades emocionais. No contexto de uma abordagem proativa em relação à saúde emocional, devemos aproveitar esses momentos difíceis para buscar aprendizado, assumir a responsabilidade por nós mesmos, fortalecer-nos e comprometer-nos com o nosso bem-estar.

Para alcançar essa autonomia, é essencial preservar as próprias convicções mesmo ao buscar ajuda externa. Devemos estar cientes de que somos nós que precisamos de ajuda e que os princípios éticos devem ser sempre o nosso guia. Agindo dessa forma evitamos sofrer eventuais manipulações externas e nos impor o papel de vítima.

DESENVOLVIMENTO DA CONSCIÊNCIA IMPARCIAL

Uma boa prática para quem está vivendo dores emocionais é identificar o problema sem, num primeiro momento, confrontá-lo. Podemos chamar isso de atitude de imparcialidade ou consciência imparcial.

Agir com consciência imparcial não significa adotar uma postura de indiferença perante a vida e as pessoas. Consiste, na verdade, em usar a mente (no pensar e no sentir) para ressignificar aquilo que poderia representar uma ameaça e passar a vê-lo como algo para ser entendido e como uma oportunidade para aprender; descobrir ou decidir quais os melhores caminhos a seguir com base na serenidade; fortalecer-se organicamente para não se submeter ao estresse e ao aborrecimento; e de fato compreender que as preocupações jamais nos auxiliam a encontrar a solução dos problemas - a mente deve estar serena e descontraída para poder agir com segurança e equilíbrio. Agir de forma contrária a tudo isso seria reagir sem estarmos no comando das situações, e o resultado disso costuma ser mais adoecimento, mais envelhecimento e mais dores.

PLANEJAMENTO PARA LIDAR COM O IMPREVISÍVEL

Planejar-se emocionalmente pode ser algo inteligente quando lidamos com mudanças que irão ter um impacto significativo em nossa vida e que são, em alguma medida, previsíveis. Um bom exemplo disso é a saída do filho ou da filha de casa, seja para estudar, casar-se ou mudar-se para outro país. O que fazer com aquele tempo que você costumava dedicar a ele ou ela, tempo em que se sentia emocionalmente nutrido? Muitas vezes, além do amor, há apego. Esse apego só será percebido na ausência do filho ou da filha, com o sentimento de perda e tristeza.

Sabendo que a saída acontecerá e que isso poderá provocar um abalo emocional, o ideal é antecipadamente encontrar outras atividades que preencham aquele tempo, algo que lhe faça bem e que faça sentido para sua vida.

Outra circunstância que pode gerar dificuldades emocionais é o planejamento de algo significativo. Embora seja apenas um projeto, a falta de perspectiva, de confiança ou de certeza sobre os resultados pode nos deixar aflitos. Para evitar esse tipo de desconforto, concentre-se mais no processo de execução do que no resultado final. Dessa forma, o resultado, que quase sempre é imprevisível, não provocará tantos abalos emocionais. Por outro lado, o dia a dia do desenvolvimento do projeto, as ações diárias poderão trazer mais alegria e realização do que o momento final.

Para lidar com o imprevisível, devemos ter clareza sobre nossas necessidades, ou seja, distinguir o que em nossa vida é essencial e o que buscamos para satisfazer os aspectos de um corpo emocionalmente fragilizado.

LUTO

Uma das experiências mais angustiantes que podemos enfrentar é o luto. É uma dor emocional de longa duração que parece insuperável e inconsolável, especialmente quando perdemos alguém cuja presença representava companheirismo e amor puro. Podemos considerar um tempo mínimo de dois anos para cicatrizar essa dor, embora haja pessoas que carreguem esse sofrimento ao longo de toda a vida. E o que podemos fazer para lidar com ele?

Primeiro, é fundamental não reprimir o choro, pois ele desempenha um papel crucial no alívio da dor e na redução da tensão muscular. Depois, evite se isolar; em vez disso, procure alguém com quem possa conversar sobre sua dor. Procure também se concentrar nas memórias felizes e no aprendizado que essa pessoa querida proporcionou ao longo da vida. Lembre-se dos momentos especiais compartilhados e não encare a perda apenas como uma ausência, mas como uma oportunidade de honrar o que essa pessoa significou. Tudo o que você recebeu dela continua vivo dentro de você - embora seu corpo físico tenha se despedido, sua influência e seu amor permanecem na sua memória e, por que não dizer, no seu coração.

Enfrentar o luto também nos leva a compreender a finitude da vida, e essa experiência nos convida a reavaliar o que é realmente essencial. É um período de reflexão para atribuir o devido valor ao que realmente importa e deixar para trás o que não é essencial.

Por fim, cuide de si mesmo. Afinal, aqueles que nos amaram não desejariam que abandonássemos o autocuidado.

FIM DOS RELACIONAMENTOS: PERDAS E GANHOS

O término de relações afetivas também pode desencadear dores emocionais. Quando as diferenças entre as pessoas começam a se destacar mais do que as semelhanças, resultando em conflitos e brigas, a relação se torna insustentável. Nessas circunstâncias, um dos parceiros, ou ambos, em prol da saúde emocional, toma a decisão de encerrar o relacionamento. Isso pode causar grande sofrimento. Vários motivos podem contribuir para essa decisão, mas o ponto central é compreender que o que foi bom em um momento já não existe mais. É preciso ser resiliente, aceitar essa realidade e cultivar a autovalorização. Sua autoestima não deve ser abalada, mas, se necessário, deve ser restaurada. Talvez seja o momento de redescobrir a si mesmo e, eventualmente, abrir-se para novos encantamentos.

MATURIDADE EMOCIONAL

Falar sobre maturidade implica reconhecer que certo nível de desenvolvimento emocional foi alcançado. Para avaliar se atingimos um estágio de maturidade emocional, podemos considerar pelo menos dois parâmetros.

O primeiro deles é quando não reagimos de maneira impulsiva diante das nossas emoções. Nesse cenário, percebemos a presença da emoção e conseguimos controlar a sua manifestação porque compreendemos a sua origem, sem negar o que estamos sentindo. Por exemplo, se sentimos raiva, podemos compreender que essa emoção surge da frustração decorrente de algo que não aconteceu conforme nossos desejos ou necessidades. Nesse caso, além de aceitar o fato, podemos adotar - como atitude proativa - o cuidado para não projetar nos outros nossa raiva ou frustração.

Se a raiva emerge de uma agressão, como ao ouvir palavras ríspidas de um chefe, podemos simplesmente compreender que o problema está relacionado a essa pessoa e talvez não tenha nada a ver conosco. Assim, mesmo diante de um insulto, podemos responder ao agressor sem sermos levados pelas emoções, evitando elevar o tom de voz, por exemplo. Na verdade, responder em um tom de voz calmo pode ajudar o agressor a perceber seu próprio desequilíbrio - ele pode estar passando por dificuldades e não saber como lidar com elas. Embora pareça difícil, atitudes como essa demonstram inteligência e evitam que sejamos prejudicados duas vezes: pelo ataque verbal e pelos efeitos negativos das emoções descontroladas.

Uma maneira de evoluir nas relações interpessoais em direção ao amadurecimento emocional é buscar a assertividade nas conversas. Por exemplo, não é necessário debater com as pessoas no calor da emoção; é mais sensato aguardar até que sentimentos como a raiva diminuam para então dialogar. Uma dica para lidar com agressores verbais é responder com a maior serenidade possível.

O outro parâmetro para avaliar a maturidade emocional diz respeito à forma de nos relacionarmos com as pessoas que nos rodeiam. Conseguimos interagir com responsabilidade, gentileza, respeito e carinho? Aceitamos que somos, em certa medida, corresponsáveis pelo que nos acontece, sem nos colocar na posição de vítimas? Claro, é importante observar que existem casos particulares em que estamos sujeitos à violência verbal e física, bem como situações em que somos colocados em posições de inferioridade perante os outros. No entanto, mesmo nessas situações, aqui estamos tratando do nosso posicionamento interno e da forma como interpretamos os acontecimentos.

Quando consideramos nossas relações interpessoais, é fundamental avaliar se há qualquer forma de dependência emocional que iniba ou impeça nossas próprias iniciativas e a realização de nossos interesses e gostos pessoais e nos submeta à vontade do outro. É importante questionar quão capazes somos de estar sozinhos e quão dependentes dos outros somos para tomar decisões.

Devemos tomar cuidado para não cair nos extremos das relações. De um lado, existe a dependência e o sentimentalismo excessivo; do outro, a frieza. O sentimentalismo excessivo distorce a verdadeira experiência emocional e pode se manifestar de maneira dramática, em frases como "Vou chorar", "Vou me desesperar", "Está tudo perdido", ou "Você está péssimo". Já a frieza nas relações leva à indiferença em relação aos outros, uma das formas mais cruéis de interação.

Em uma vida compartilhada, estar sintonizado com os problemas do outro é um sinal de maturidade emocional. Mas devemos oferecer aquilo que somos capazes de dar, sem nos exceder. Isso se aplica a contextos profissionais e familiares e a amizades leais. Esse é o cerne da empatia.

Quando nos entregamos ao sentimentalismo e nos envolvemos excessivamente nas dores dos outros, corremos o risco de dificultar a ajuda de que eles realmente necessitam. Isso não deve ser confundido com empatia, pois envolve uma profusão de emoções e pode levar a desentendimentos sobre quem está mais necessitado. Por outro lado, a frieza e a falta de empatia nos impedem de compreender e responder adequadamente às dores dos outros. Não as reconhecemos ou, se reconhecemos, não nos sensibilizamos com elas. Isso resulta em indiferença, mesmo quando coabitamos o mesmo espaço.

O caminho do meio entre essas duas abordagens é o que chamamos de compaixão lúcida, que é, essencialmente, uma forma de empatia. Reconhecemos a dor do outro, mas não nos perdemos nela, pois mantemos a consciência de nosso próprio valor e do valor do próximo. Agimos de acordo com o que somos capazes de oferecer, sem ultrapassar nossos limites.

DOIS EXEMPLOS

Na prática clínica, pude tomar consciência da importância do aspecto emocional para que os pacientes assumissem um papel ativo na própria recuperação ou na manutenção da sua saúde, mesmo diante de diagnósticos que implicam desafios contínuos. Aqui compartilho dois exemplos que ilustram como duas pessoas com o mesmo diagnóstico médico tiveram destinos muito diferentes por lidarem também de formas muito diferentes com suas dores emocionais.

No ano de 2000, atendi um homem com esclerose múltipla a quem chamarei de José. José era refugiado político de um país vizinho, tendo enfrentado adversidades consideráveis antes de chegar ao Brasil. Mesmo com essas dificuldades, ele se destacava por seu compromisso ético com causas solidárias e demonstrava grande determinação em ajudar as pessoas ao seu redor, incluindo desconhecidos.

A esclerose múltipla que José tinha se caracterizava por surgimentos esporádicos de surtos seguidos de remissões, com períodos de estabilidade entre os surtos. Ou seja, as crises apareciam e após alguns dias desapareciam. Ao longo do nosso convívio no tratamento, realizado em paralelo a um tratamento medicamentoso a que era submetido, ele lidava com calma e empenho com suas terapêuticas enquanto aguardava a remissão dos surtos. Essa serenidade que o acompanhava o motivava a realizar tanto os exercícios respiratórios quanto as práticas de movimentos orientados, um comportamento que certamente foi decisivo para que as crises fossem mais amenas e para que o período de convívio com elas (que a cada crise variava em números de dias) até a remissão dos sintomas fosse mais curto.

Em contraste, atendi outra pessoa, uma mulher que vivia em um país vizinho ao Brasil, a quem chamarei de Alice. Ela veio acompanhada de seu marido, brasileiro, para São Paulo, em busca de alternativas para lidar com as perdas de mobilidade causadas pela esclerose. Sugeri cinco sessões em meu consultório antes de retornarem a seu país. Alice chegou em uma cadeira de rodas, com rigidez muscular significativa nos braços e pernas. Surpreendentemente, após as cinco sessões, ela conseguiu se levantar e caminhar até o carro, demonstrando felicidade. Eu acreditava que, se continuasse recebendo estímulos semelhantes, poderia experimentar uma melhora notável, prescindindo da cadeira de rodas.

No entanto, ao deixar o Brasil, Alice entrou em depressão e não pôde seguir as orientações que lhe forneci, o que incluía a prática diária de exercícios. Um ano depois, ela e seu marido retornaram, trazendo consigo uma fisioterapeuta para acompanhar nossos atendimentos e reproduzi-los em seu país de origem. Meses mais tarde, recebi um relato preocupante dessa profissional, indicando que Alice não estava engajada na melhora.

Alguns anos depois, durante um congresso de terapia ocupacional na cidade onde Alice vivia, decidi visitá-la. Fiquei triste ao encontrá-la acamada, incapaz de permanecer na cadeira de rodas por muito tempo devido à perda de estabilidade do tronco. Foi nesse momento que percebi que ela necessitava de uma ajuda psicológica significativa. Além disso, notei que com a doença ela obtinha uma espécie de ganho secundário, uma ilusão de alívio para uma dor emocional profunda. Seu marido, dedicado, havia transferido o escritório para casa para cuidar dela, enquanto os filhos a cercavam de carinho e estavam constantemente presentes.

Esses dois casos suscitam reflexões importantes. A primeira pessoa, José, demonstrou determinação em superar os desafios de sua condição médica, mesmo enfrentando uma dor emocional considerável. Ele não se deixou paralisar por essa dor e buscou ajuda e soluções. A segunda pessoa, Alice, estava profundamente identificada com sua dor, adotando uma postura que a impedia de assumir um papel ativo na superação de suas limitações. Sua mente estava dominada pela dor, o que prejudicava sua capacidade de encontrar soluções.

Isso me levou a pensar por que algumas pessoas têm mais facilidade para cuidar de si mesmas do que outras. Sou da opinião de que a motivação para o autocuidado e para a superação de perdas está intrinsecamente ligada ao estado emocional. Se a dor emocional não for trabalhada, as chances de ter sucesso ao empreender ações de autocuidado são limitadas. Às vezes, como no caso de Alice, a sensação de ser cuidado por outras pessoas pode ser tão recompensadora que neutraliza a motivação para cuidar de si mesmo. Essa afirmação não pode ser generalizada para todos os casos, é claro – o cuidado recebido é valioso. Mas, mesmo nos casos em que ele é imprescindível, é fundamental que cada indivíduo também desempenhe seu papel no autocuidado.

A maturidade emocional é o ponto de equilíbrio entre o sentimentalismo e a frieza nas relações, o espaço onde a empatia e a compaixão lúcida podem florescer.

Veja o esquema:

SENTIMENTALISMO ⟵ MATURIDADE EMOCIONAL ⟶ FRIEZA

O que fazer para superar as dores emocionais?

A dor emocional deve ser encarada como uma questão de saúde que merece atenção. Devemos dirigir uma abordagem proativa para aquilo que podemos fazer sozinhos e buscar ajuda para o que demandar intervenção externa, inclusive considerando a participação em grupos de apoio, quando for apropriado. Em todo caso, é essencial tratar esse tema com respeito e compaixão, evitando julgamentos, tanto em relação a nós mesmos quanto aos outros que enfrentam esse tipo de desafio.

Duas ações iniciais podem ser fundamentais para superar essas dores:

1. Investir no autoconhecimento, aumentando a consciência sobre nossa própria história de vida para compreender melhor nossas dores emocionais.

2. Praticar atividades que envolvam a mente, o corpo e as emoções simultaneamente, como exercícios que ajudem a manter a mente e o corpo em equilíbrio, promovendo conforto emocional. Isso nos dará mais energia para superar os conflitos.

Este livro é um guia para ajudá-lo a cuidar de si mesmo, começando pelos aspectos físicos ligados às suas emoções, como o relaxamento muscular. Além disso, incentivamos a busca por fontes de energia que possam revitalizá-lo e proporcionar segurança.

É importante notar que esse é um processo que exige dedicação e paciência, mas é um caminho que vale a pena ser trilhado, independentemente do estágio da vida em que nos encontramos.

A seguir, algumas sugestões do que você pode fazer para lidar com as dores emocionais.

O QUE VOCÊ PODE FAZER SOZINHO

* **MASSAGEM FACIAL:** as emoções frequentemente se manifestam no rosto, deixando marcas visíveis. Uma pessoa que enfrentou ou enfrenta muitas adversidades na vida pode ter mais rugas do que alguém que viveu de forma mais tranquila. No entanto, podemos agir proativamente para minimizar essas marcas. Faça exercícios faciais, sorria, faça caretas e massageie o rosto, seguindo a direção das fibras musculares. Esta prática ajuda a relaxar os músculos faciais.
* **EXERCÍCIOS RESPIRATÓRIOS:** a respiração consciente é uma ferramenta poderosa que nos conecta com o momento presente. Em situações de dor emocional, muitas vezes perdemos essa conexão e podemos nos sentir enfraquecidos, com pouca energia e dores no corpo. Praticar exercícios de respiração nos fornece essa energia e promove o bem-estar. Abordaremos essa técnica em mais detalhes no capítulo 11.
* **MEDITAÇÃO:** a meditação, especialmente a meditação analítica, pode nos ajudar a entender nossa história de vida. Ela permite a autoinvestigação de maneira profunda. Também nos ajuda a observar os pensamentos e as emoções sem nos identificarmos com eles. Combinando a atenção plena aos pensamentos com a consciência das sensações corporais, como os batimentos cardíacos, podemos equilibrar o que acontece em nossa mente e em nossas emoções. Aprofundaremos esse tópico na segunda parte do livro.

O QUE VOCÊ PODE FAZER COM A AJUDA DE TERCEIROS

* **PROFISSIONAIS DA ÁREA DA SAÚDE MENTAL:** muitas vezes vivemos situações complexas e difíceis de enfrentar sozinhos. Nesses casos é fundamental buscar apoio de um profissional competente em saúde mental. Esse profissional pode ser um psicólogo, terapeuta ocupacional, psiquiatra ou outro especialista, e ele o ajudará a ter clareza para ressignificar o passado, entender os fatos e recuperar a liberdade para viver com amor e alegria.

* **TRABALHO COLETIVO:** além da assistência individual, não devemos subestimar as abordagens coletivas. Os grupos facilitam a autoanálise e a maturidade emocional, uma vez que proporcionam feedbacks importantes às pessoas que os frequentam. Programas como o Academia da Paz, que enfatizam a comunicação baseada na escuta ativa, na comunicação não violenta, no respeito e na compreensão mútua, promovem diálogos pela paz e têm auxiliado muitas pessoas. Também são exemplos de associações que fornecem apoios direcionados: a Codependentes Anônimos (CoDA), o Centro de Valorização da Vida (CVV), o Neuróticos Anônimos (NA) e o Alcoólicos Anônimos.

* **SISTEMA ÚNICO DE SAÚDE (SUS):** O SUS dispõe de uma Rede de Atenção Psicossocial (RAPS) com diferentes serviços que podem ser utilizados pelas pessoas com sofrimento psíquico, desde os casos mais simples até os mais graves de transtornos mentais, incluindo problemas decorrentes do uso de drogas. Os programas incluem assistência aos familiares. A RAPS é composta pelas unidades básicas de saúde e a estratégia de saúde da família, além dos centros de atenção psicossocial, das unidades de atendimento, das unidades de pronto atendimento, das unidades de acolhimento e dos serviços de residência terapêutica.

* **IOGA DO RISO:** esta modalidade de ioga é uma ferramenta valiosa para elevar o humor pessoal e superar dores emocionais. Os profissionais são especializados em ajudar as pessoas a praticarem o riso até que ele surja naturalmente. Contar com essa ajuda pode ser transformador.

QUANDO O CUIDADO COM O CORPO E AS EMOÇÕES DO INDIVÍDUO SE REFLETE NO COLETIVO

Trabalhar o autoconhecimento, o corpo e a mente pode reverberar resultados em muitos âmbitos. Com essa visão, o governo do Paraguai, após discussões em mesas interministeriais que incluíram os setores de saúde, ação social e educação, criou um programa de saúde que enfocou principalmente a valorização dos funcionários públicos. O programa se apresentou como caminho para ajudar a solucionar duas demandas principais: dedicar uma atenção mais personalizada às bases locais e melhorar o atendimento prestado pelos funcionários públicos à população.

Para conduzir esse trabalho com os funcionários, foi essencial a intervenção e o envolvimento de vários profissionais, incluindo assistentes sociais, sociólogos, psicólogos e psiquiatras. A iniciativa contemplou três áreas-chave, que compuseram três módulos:

1. **Autoconhecimento**: inicialmente, foi implementado o módulo "Corpo e Mente", que visava fornecer uma compreensão mais profunda das conexões entre o corpo e a mente em eventos da vida e promover o autoconhecimento. Este módulo foi coordenado por mim.

2. **Cuidado afetivo e escuta ativa**: o segundo módulo se concentrou nos aspectos afetivos e foi coordenado por um médico psiquiatra que estabeleceu um espaço de acolhimento e escuta ativa.

3. **Inclusão**: no terceiro módulo, uma psicóloga social desenvolveu a conscientização de que todos têm necessidades e que, trabalhando juntos, podem melhorar a vida de cada um.

Essa experiência evidenciou como as instituições podem se fortalecer quando focam na sensibilização individual, especialmente em relação às emoções, aos afetos e ao potencial de cada indivíduo de superar desafios. Ao dar importância ao grupo, as demandas tendem a se tornar mais precisas, contribuindo para uma gestão de pessoas sustentável e saudável.

Os resultados desse trabalho foram incríveis* e mostram que, quando se aborda o aspecto emocional com sabedoria e carinho e valoriza-se o indivíduo, todos podem progredir em direção à maturidade emocional.

* GARVES, Wilson C. *et al.* Promoção da saúde na gestão de pessoas: experiência no contexto da gestão pública. **Revista Interdisciplinar de Promoção da Saúde**, v. 1, n. 2, 2018.

CAPÍTULO 7

PROATIVIDADE CORPORAL PARA LIDAR COM QUESTÕES DE MOBILIDADE

"Não importa de que pontos partimos.
Sempre podemos melhorar nossos movimentos."

Meir Schneider

Quem, por algum motivo, perdeu a capacidade de movimentar alguma parte do corpo, seja de modo provisório ou permanente, certamente saberá valorizar essa habilidade tão importante. Valorizar o movimento corporal implica saber se movimentar com o mínimo de energia e o mínimo de esforço possível - se o corpo está fortalecido, haverá um menor gasto energético e menor esforço para realizar qualquer movimento. Por outro lado, se o corpo está fraco e os músculos não usam todo o seu potencial, o esforço é maior. Portanto, desenvolver a consciência do movimento permite ampliar a percepção do próprio corpo, de seu potencial e do que é necessário para fortalecê-lo, melhorando assim a mobilidade. Esse é um processo que envolve sobretudo o sentir, muito mais do que o pensar.

Se você possui ou se vê diante de alguma dificuldade motora, amplie a consciência corporal para ter uma percepção mais aguçada sobre o que é possível fazer sozinho para ter um corpo mais forte e com uma mobilidade melhor. Ampliar a consciência corporal também ajuda a desmitificar que um corpo muscularmente forte é o mesmo que um corpo rígido e tenso. Você perceberá que combater a rigidez é algo necessário em todas as circunstâncias. Não adianta fazer muitos exercícios de musculação, por exemplo, e transformar o corpo em um bloco rígido, pois esse estado o faz ter menos mobilidade. Para uma boa mobilidade, precisamos de um corpo forte e ao mesmo tempo flexível.

O propósito deste capítulo é discorrer sobre como superar ou minimizar de forma proativa as dificuldades de mobilidade corporal, transformando ou superando essas limitações. Infelizmente, a realidade de algumas pessoas é extremamente desafiadora, como em casos de lesões decorrentes de acidentes, desgastes articulares e doenças neuromusculares. Alguns dependem de cadeiras de rodas, muletas, bengalas e aparelhos ortopédicos para se locomover, muitas vezes sentindo dores ao se movimentar. Mesmo nesses casos, quando as dificuldades podem ofuscar um vislumbre de melhora, vale a pena experimentar novas possibilidades para regenerar ou potencializar as estruturas que porventura estejam comprometendo os movimentos.

Outro aspecto muito importante é que uma incapacidade não pode neutralizar outra capacidade. Ou seja, se você tem uma deficiência física, por exemplo, pode ter inteligência, sensibilidade e habilidade para muitas coisas que independem dessas limitações físicas. Essas qualidades precisam ser valorizadas com ênfase por você mesmo.

É comum que, por causa da mobilidade reduzida, muitos pacientes mantenham uma baixíssima autoestima. E, por causa dessa baixíssima autoestima, não tenham iniciativa nem motivação para fazer qualquer outra coisa, mesmo que essa outra coisa não dependa de suas funções motoras. Essa questão também tem relação com a autoimagem - um ponto sensível emocionalmente, já que existe um padrão corporal imposto por uma sociedade excludente. Isso leva essas pessoas a sofrerem por dois aspectos: pela funcionalidade corporal limitada e pela rejeição (e autorrejeição) ao próprio corpo.

Por esse motivo, o cuidado deve se dar no âmbito tanto das ações físicas como no do resgate de uma "mente amiga", com pensamentos voltados para a boa funcionalidade e desvinculados de qualquer crivo de dualidade perdedor/vencedor ou qualquer outro juízo de valor. As atitudes devem promover resiliência e ação proativa corporalmente, indo em direção à capacidade do organismo.

É importante praticarmos a observação dos nossos próprios pensamentos. O ideal é que eles nos façam sentir incluídos, pertencentes, amados e aceitos. Esses valores podem e devem brotar de nós mesmos. Precisamos ser vigilantes para não cair na falácia de que, por causa de alguma limitação física, somos piores. Todos somos iguais em essência e todos podemos ampliar nossas habilidades com treinos, estudos e capacitações. Estamos aqui tratando exatamente disso.

Apoios externos e autocuidado

Em geral, pessoas com dificuldade de mobilidade demandam a ajuda de profissionais especialistas, como fisioterapeutas, terapeutas ocupacionais, neurologistas, ortopedistas e fisiatras. Como já mencionado no capítulo anterior, embora essas ajudas sejam importantes e mesmo imprescindíveis, elas não devem minar a proatividade. Por exemplo, em casa você pode realizar exercícios corporais, alongamentos, automassagem e exercícios respiratórios, além de praticar mudanças de padrões (falaremos disso mais adiante). A prática pessoal, além de ajudar na melhora, promove o autoempoderamento e o aumento da percepção corporal, tão importantes para que os pacientes assumam o protagonismo, mesmo ao receber a ajuda de profissionais da saúde.

O diagnóstico e as orientações médicas são muito importantes, mas um aspecto que precisa ser realçado é que não podemos negligenciar o autoconhecimento. Deve-se considerar o quanto nos conhecemos e, sobretudo, qual o parâmetro de normalidade que temos do nosso próprio corpo no que se refere à mobilidade. Em casos em que há perda de mobilidade, por exemplo, devemos saber que perdas são essas para nos orientarmos sobre o que necessitamos e o que podemos fazer sozinhos para obter melhora, inclusive para combater a fadiga e o cansaço e evitar que os sintomas piorem.

Ter consciência corporal, além de uma referência do que é um corpo sadio, nos dá parâmetros mais consistentes de como manter as funções orgânicas e um corpo relativamente saudável. No que tange à mobilidade, podemos, por exemplo, observar se, ao levantar de uma cadeira, temos força suficiente nas pernas para dar o impulso necessário ou precisamos utilizar as costas como alavanca, inclinando-as para frente a fim de facilitar o movimento. Ao andar, dobramos os joelhos o bastante para não arrastar as pernas e assim prejudicar a região lombar? Ao utilizar as mãos para picar um tomate, contraímos os ombros ou conseguimos manter a independência dos braços e mãos para tal atividade? Perceba que, em todos esses exemplos, nos questionamos pelo menos sobre quatro informações:

1. Para realizar as ações, usamos habilmente os músculos ou compensamos com outros músculos?
2. Nos casos em que não há facilidade articular ou força muscular suficiente para realizar os movimentos, onde há compensação?
3. Os movimentos são realizados com maior consciência ou são automatizados?
4. Há leveza ou rigidez em cada ato?

Geralmente, para a grande maioria das pessoas, não é comum essa percepção mais aguçada sobre a forma como o movimento é realizado. Ela precisa ser desenvolvida por meio de treinos e práticas de movimento consciente, nos quais os pensamentos participam e acompanham o corpo e, claro, a respiração também está envolvida, colaborando para a autoeducação corporal. De novo, vale reiterar o que já foi dito no início deste capítulo: ser consciente corporalmente é dar valor ao movimento que realizamos.

Portanto, independentemente da ajuda que recebemos dos profissionais da saúde na melhoria dos movimentos, incorporar o autoconhecimento é importante. E isso se constrói mediante as práticas diárias.

Para avançar na proatividade em relação às perdas motoras, devemos ampliar o conhecimento sobre o corpo biológico e sobre todas as influências que o emocional e o mental exercem sobre a saúde física, como abordado nos capítulos anteriores. Devemos estar conectados com o nosso corpo e procurar o protagonismo em todas as ações possíveis, sempre agindo com autorresponsabilidade em relação ao que é possível fazer sozinho; falsas esperanças não devem ser alimentadas, mas é importante permanecermos incansáveis na autopercepção e nos ganhos de novas possibilidades oriundas do saber prático, neste caso adquirido com as práticas que envolvem o corpo e a mente.

EXEMPLO

Em certa ocasião, um rapaz de 22 anos de idade com distrofia muscular progressiva participou de um dos meus cursos. Fiquei impressionado com a pesquisa que ele fazia sobre si, com o conhecimento que tinha sobre a função que cada músculo exercia nos seus movimentos e sobre os exercícios que deveria praticar para lidar com as perdas decorrentes da doença.

Ele esteve em dois cursos na qualidade de paciente para servir de modelo aos futuros terapeutas e educadores do método que ensino. Estava ali para receber atendimento e orientação de exercícios apropriados a seu caso, num esquema de aula demonstrativa. Por ser um autodidata incansável, certamente se beneficiou de algumas técnicas específicas de automassagem para tonificar as áreas musculares mais comprometidas pela distrofia. Após esse estudo aprofundado, teve melhoras e redução nas quedas, além de aprender sobre seus limites, o quanto podia caminhar sem sentir fadiga.

Mesmo sendo um exemplo incrível de autocuidado e esforço pessoal, por ser portador de uma moléstia tão desafiadora, é inequívoca a necessidade de também contar com a ajuda de médicos e terapeutas. Devemos buscar a proatividade sabendo que uma ajuda não deve excluir a outra.

Quedas e fadiga muscular

Uma questão comum a boa parte das pessoas com dificuldades de mobilidade e que merece atenção especial são as quedas. São três os motivos principais para se preocupar com elas:

1. Podem causar lesões ou machucados.
2. As lesões podem ter outras implicações e demandam certo tempo de recuperação.
3. A autoestima pode ser abalada, potencializando algum tipo de crença limitante ou pessimismo.

A fadiga muscular, um cansaço que beira a fraqueza, é uma das causas de quedas sobre a qual sempre alertei meus pacientes. É fundamental ampliar a consciência sobre as condições de cansaço e a perda de energia ao realizar até as atividades mais corriqueiras e simples do dia a dia. Deve-se perceber o cansaço logo no início, e não apenas quando ele já se apresenta em excesso. Se há pouca energia, dor, sensação de corpo pesado, pequenos tremores nos músculos, câimbras e um grande desejo de dormir, esse pode ser um sinal claro de fadiga, que interfere nas atividades da vida diária.

Em condições de vida normal, a fadiga muscular pode ser causada pelo excesso de exercício, somado à falta de sono, à má alimentação, à desidratação e ao estresse. Claro, não podemos deixar de considerar a deficiência de vitaminas, sobretudo as vitaminas D e B12, e a influência da glicose baixa, por isso é importante sempre checar essas questões orgânicas com um médico de confiança.

Algo que ajuda a aliviar a fadiga muscular é a realização de automassagem, que deve ser específica para cada necessidade. Também é imprescindível dormir e se alimentar bem, além de fazer alongamentos e movimentos que tragam bem-estar ao corpo. Outro ponto a destacar em relação à fadiga, principalmente se você frequenta academias, são as pausas entre os treinamentos. Você pode adotar estratégias do tipo: destinar um dia para treinar uma parte do corpo e outro para treinar outra parte. Assim, aprenderá sempre a respeitar os limites do seu corpo. Se você estiver percebendo, por exemplo, que determinado treino está muito puxado, talvez seja importante conversar com o profissional educador físico para avaliar se não é o caso de aumentar o número de repetições e diminuir a carga. Vale lembrar também que ser proativo com o corpo não consiste apenas em ir à academia. Há muitas outras modalidades de trabalho corporal para ganhar força e empoderar corpo e mente.

Quando o problema está na articulação

As doenças que mais comumente ocasionam debilidades nas articulações são: artrose (osteoartrite), artrite reumatoide (processo autoimune), gota, bursite, epicondilite e tendinite. Mesmo que o tratamento desses casos envolva particularidades, em todos eles, se houver envolvimento proativo por parte de quem sofre com esses problemas, a eficácia será muito mais assertiva.

Vale lembrar, no entanto, que as dores e limitações de movimento que surgem nas articulações não são necessariamente ocasionadas por essas doenças. O uso excessivo das articulações, sem o devido descanso dos músculos e tecidos subjacentes, como em atividades físicas ou esportivas exaustivas, é um dos grandes vilões, provocando traumas e dor e limitando a mobilidade. Além disso, a falta de uso dessas estruturas, as entorses ou distensões também são causas comuns de problemas articulares.

Em todo caso, pensando em um cuidado proativo do corpo, é particularmente importante termos conhecimento de duas estruturas presentes nas articulações: os tendões e as cartilagens.

Os tendões são estruturas fortes que fazem a ligação entre músculos e ossos. Os músculos se contraem para que os tendões puxem os ossos. Às vezes, os tendões podem ficar inflamados, aumentar de diâmetro e causar lesões em seu entorno. Um exemplo é o que ocorre na síndrome do túnel do carpo, que causa muita dor no punho e na mão, além de formigamento e dormência nessas áreas. O túnel do carpo é uma passagem estreita localizada no punho por onde passam nervos e tendões do antebraço para o pulso e a mão. Neste caso, o nervo mediano do canal fica inflamado justamente pela redução de espaço no túnel. Em geral, a causa da inflamação está ligada ao excesso de uso das mãos e punhos sem o devido descanso.

Nos casos gerais de inflamação nos tendões, é recomendado o uso de compressas (veja nas p. 76-78 como realizar as compressas) e a realização de movimentos circulares nas articulações próximas à que está inflamada. Por exemplo, se a inflamação for no cotovelo, realize várias sequências de movimentos nos punhos e ombros. Também é possível realizar automassagem no tendão no local mais próximo do local inflamado, sem realizar pressão onde há dor. Essa massagem deve ser realizada com os dedos, que devem apertar o tendão, deslizando transversalmente em diversos pontos ao longo do tecido, e não no sentido da fibra que acompanha a verticalidade do braço. Essa massagem ajuda a "afrouxar" o tendão e a diminuir a pressão no local inflamado.

As cartilagens são formadas por tecido conjuntivo de consistência firme e com certa maleabilidade. Sua função é facilitar a mobilidade das articulações, e suas células são capazes de suportar grandes pressões e solicitações mecânicas. Existem três tipos de cartilagem: hialina, elástica e fibrosa. A fibrosa está presente, por exemplo, nos discos vertebrais que separam uma vértebra da outra na coluna; a hialina é a que recobre os ossos do joelho, com a principal função de proporcionar superfícies lisas e lubrificadas e suportar cargas. Além de dar suporte, as cartilagens revestem as superfícies das articulações, auxiliando no deslizamento dos ossos.

Há três pontos fundamentais para a saúde das cartilagens e articulações, estejam elas doentes ou sadias. São eles: consciência do espaço articular, mobilidade articular e nutrição articular.

CONSCIÊNCIA DO ESPAÇO ARTICULAR

A articulação é a junção entre dois ou mais ossos e, dependendo do tipo de junção, ela permite a realização dos movimentos do nosso corpo. A consciência da preservação do espaço dessa junção deve estar presente para que sejamos corporalmente proativos na superação dos problemas articulares.

Procure realizar uma caminhada de 10 minutos com toda a atenção nas articulações. Note o jogo que há entre os ombros e o quadril, o deslocamento dos braços e onde se inicia o movimento. Perceba como a cabeça se movimenta toda vez que a articulação do tornozelo de um dos pés toca o chão. Procure observar como as articulações se movimentam em equilíbrio e em conjunto entre si. Ande cerca de 3 minutos de costas e observe se há alteração no movimento dessas articulações.

Iremos aprofundar o estudo sobre a consciência do espaço articular no capítulo 12.

MOBILIDADE ARTICULAR

Devemos olhar para cada segmento articular como uma estrutura que colabora para a funcionalidade e mobilidade do corpo como um todo. Ao promover a independência e o bom funcionamento de determinada articulação, conferimos mobilidade e autonomia para as demais. Procure realizar movimentos circulares em todas as articulações. O nome técnico para isso é circundução, que nada mais é do que a combinação dos movimentos de flexão e extensão com os de abdução e adução (figura 7.1).

E qual a vantagem de realizar esse movimento? Quando fazemos os movimentos de flexão e extensão, relaxamos os músculos abdutores e adutores (figura 7.2); quando realizamos o movimento de abdução e adução, relaxamos os músculos flexores e extensores (figura 7.3). Assim, os músculos ligados a uma articulação ficam mais soltos e cria-se um maior espaço articular. Como esses músculos também estão ligados a uma outra articulação, esta também se beneficia. Por exemplo: ao realizar um movimento circular com o tornozelo, há ganho de espaço articular tanto no quadril quanto no joelho do mesmo lado.

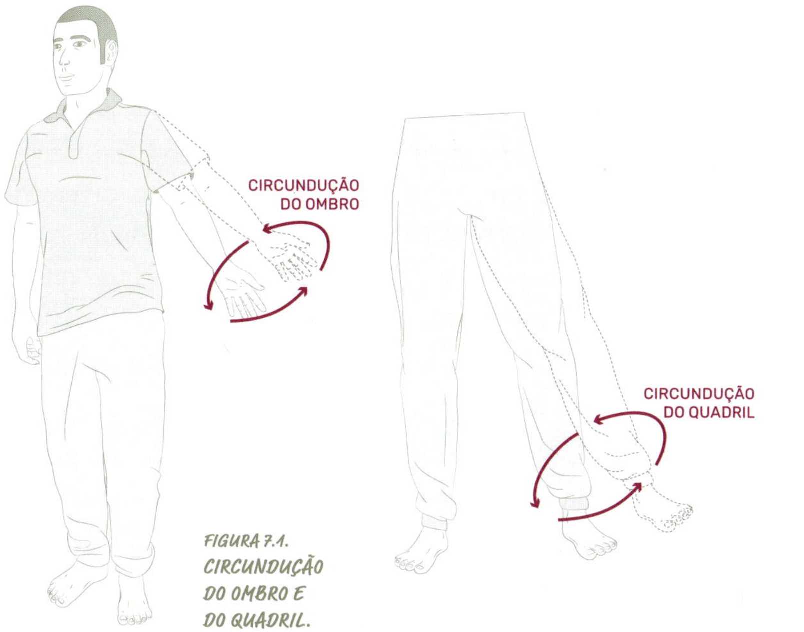

FIGURA 7.1. CIRCUNDUÇÃO DO OMBRO E DO QUADRIL.

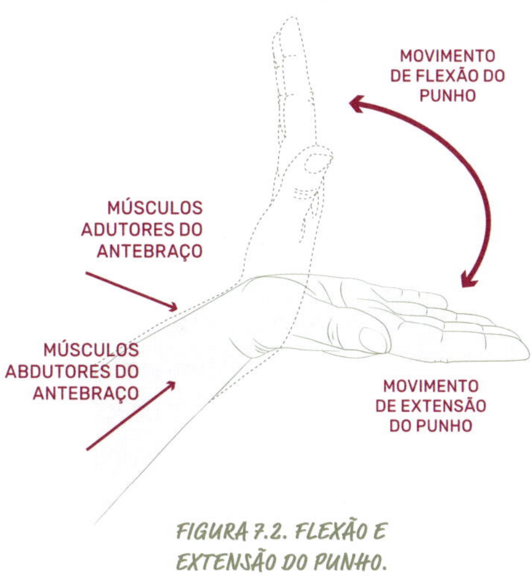

FIGURA 7.2. FLEXÃO E EXTENSÃO DO PUNHO.

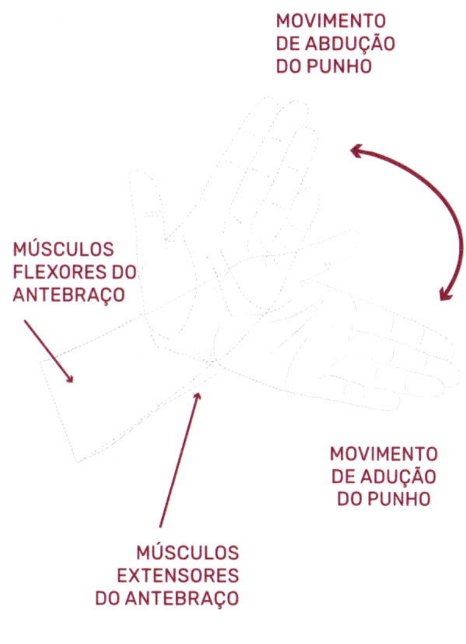

FIGURA 7.3. ABDUÇÃO E ADUÇÃO DO PUNHO.

NUTRIÇÃO ARTICULAR

Como a cartilagem é desprovida de vasos sanguíneos, de vasos linfáticos e de nervos, ela recebe nutrição de duas maneiras: pelo tecido conjuntivo que a envolve, chamado de pericôndrio, e, no caso das articulações, pelo líquido sinovial, presente na cavidade articular. Ao movimentar as articulações em círculos, os nutrientes penetram em suas membranas. Realizar alguns movimentos, como o de encaixe e desencaixe do osso sobre a articulação, pode colaborar para aumentar a pressão dentro da articulação, propiciando maior contato entre o líquido sinovial e a cartilagem. É assim que o nutriente presente no líquido sinovial é passado para a cartilagem.

Deite-se de costas com a perna direita levemente flexionada e leve a atenção para seu pé direito. Afaste este pé do quadril deslizando o calcanhar pelo chão e estendendo a perna. Ao estender a perna, deixe que o pé caia para o lado direito. Perceba o espaço articular que há entre a coxa e a bacia. Depois, volte a centralizar o pé, com os dedos para cima, ao mesmo tempo que realiza um movimento de encaixe entre a coxa e o quadril. Em seguida, flexione novamente o joelho. Repita essa sequência algumas vezes, percebendo o encaixe e desencaixe do fêmur (osso da coxa) no quadril, notando o espaço articular que há entre a coxa e a bacia. Faça o mesmo com a perna esquerda, deixando o pé se afastar da bacia e cair para a esquerda ao estender a perna. Volte, encaixando a coxa no quadril e depois desencaixando. Depois, deite-se com a lateral direita do corpo para cima. Estenda os braços à frente do corpo e, em seguida, eleve o braço direito, direcionando o polegar direito levemente para trás (figura 7.4). Eleve o braço o máximo que puder e mantenha-o parado nessa posição por cerca de 5 segundos. Depois, realize o movimento de descida do braço voltando a palma da mão para a frente – o polegar se desloca para frente e para baixo. Repita esse movimento mais duas vezes prestando atenção no espaço articular que há entre o braço e o ombro e tentando perceber a sensação de desencaixe e encaixe nessa área. Faça o mesmo do lado esquerdo. Ao final, deite-se de barriga para cima com os braços ao longo do corpo, feche os olhos e perceba as articulações dos ombros e do quadril.

FIGURA 7.4. PERCEBENDO O MOVIMENTO DE ENCAIXE E DESENCAIXE ENTRE O BRAÇO E O OMBRO.

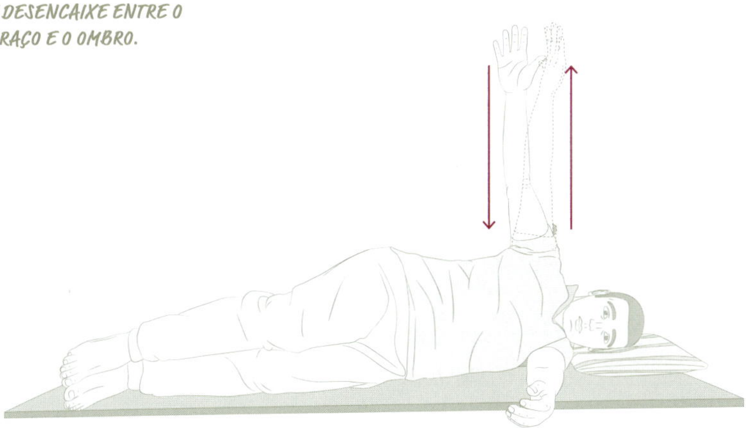

Quando o problema está no músculo

Para manter a saúde e o equilíbrio dos músculos, as fibras que os constituem alternam entre contração e relaxamento. É importante ter essa compreensão para saber como agir proativamente e mantê-los nas melhores condições de funcionamento possíveis. Para tanto, primeiramente você precisa saber se seus músculos estão tensos, relaxados, fortes ou fracos.

Às vezes, um grupo de músculos se contrai apenas para manter a postura firme, como os músculos da nuca para impedir que a cabeça caia para a frente. Esse é um tipo de ação que não passa pela nossa consciência, mas, para que ela aconteça, é necessário um mínimo de tônus. Tônus muscular é certo estado de tensão do músculo mesmo quando ele está em repouso.

Para manter um tônus básico, que permita liberdade de ações musculares, tanto para realizar movimentos quanto para manter a postura ou realizar expressões faciais, contamos com a “firmeza” da estrutura muscular. O músculo é constituído, em sua maior parte, de proteínas:

> [...] *Por osmose, a proteína atrai água e, com a presença de mais água, as fibras musculares adquirem consistência mais firme. O músculo pode perder tônus e tornar-se flácido com o rompimento total ou parcial do nervo ligado a ele, pois com o estímulo nervoso comprometido o músculo pode não contrair o suficiente para produzir tônus muscular. Estados de tensão emocional também podem aumentar o tônus muscular, fazer o indivíduo gastar mais energia e entrar em fadiga.*[1]

É necessário desenvolver uma noção constante do seu tônus muscular. Praticar diariamente a automassagem ou receber massagem de um profissional pode proporcionar o que seus músculos precisam, soltando quando estão tensos e dando tônus quando necessitam ser fortalecidos.[2]

Se você possui baixo tônus ou músculos *hipotônicos*, precisará de movimentos e massagens que aumentem o líquido interno das fibras musculares para que as proteínas sejam arrastadas para dentro das fibras. Para pessoas com distrofia muscular progressiva ou qualquer condição que resulte em atrofia muscular, esse tipo de toque que penetra nas fibras sem provocar lesões é essencial.

Se o problema for espasticidade, um alto grau de tensão muscular, isto é, se os músculos forem *hipertônicos*, é necessário relaxá-los para torná-los mais aptos ao movimento. Nesse caso, a automassagem pode ser realizada, tanto para diminuir o tônus quanto para acalmar o excesso de estímulo nervoso que deixa os músculos mais contraídos. Práticas de respiração também podem facilitar o relaxamento. Na

[1] GARVES, Wilson C. **Toque terapêutico**: ciência e sensibilidade. Curitiba: Appris, 2023, p. 61.

[2] O método Meir Schneider – Self-Healing oferece muitas técnicas de massagem que favorecem e regulam o equilíbrio tônico. O livro *Toque terapêutico: ciência e sensibilidade* também tem o intuito de aprimorar os diferentes tipos de toque, aliando-os ao conhecimento de como agir nos diferentes tecidos do corpo.

segunda parte do livro, aprofundaremos a discussão sobre os músculos de maneira mais prática, destacando, por exemplo, o relaxamento muscular. Este é o ponto de partida para ampliar a compreensão do corpo com o tônus ajustado, visando a fibras musculares nem excessivamente contraídas nem demasiadamente relaxadas. Nessa condição, a contração muscular torna-se mais rápida e eficiente ao receber o estímulo nervoso.

Quando o problema está na condução nervosa ou no cérebro

Para realizar qualquer movimento, dependemos de comandos provenientes das estruturas cerebrais. No entanto, algumas doenças neurológicas ou eventos circunstanciais, como lesões na medula decorrentes de acidentes ou traumas, acabam comprometendo o envio dessas informações, o que resulta em movimentos prejudicados, exauridos ou até mesmo impedidos.

A partir da memória motora, o cérebro elabora um mapa por onde os estímulos neurais passarão até atingir os músculos, que, por sua vez, executarão os movimentos. Esse mecanismo segue padrões que foram aprendidos e registrados nas estruturas cerebrais, e a maneira de executar os movimentos faz parte desse padrão. Assim, os movimentos do dia a dia, como andar e segurar objetos, não são estimulados no córtex,[3] mas seguem as informações armazenadas na memória motora.

Com doenças ou traumas, o funcionamento neurológico pode sofrer alterações significativas. Minha experiência com pacientes gravemente comprometidos demonstrou que, mesmo diante de desafios consideráveis, muito pode ser alcançado quando a pessoa está física, emocional e mentalmente engajada. Nesse contexto, é crucial

[3] Camada mais externa do cérebro e que atua como o "centro de controle" do cérebro; é responsável por processar informações, controlar os movimentos e realizar funções cognitivas.

compreender que situações monótonas e estímulos corriqueiros não proporcionam as mudanças necessárias para a reabilitação cerebral e a conquista de novas possibilidades. Para isso, é fundamental promover movimentos e ações que incitem a novidade no cérebro, exigindo estímulos não habituais, que demandem a participação do córtex cerebral. Essa abordagem pode ser orientada a pacientes com distúrbios neurológicos diversos, incluindo casos de esclerose múltipla, doença de Parkinson, acidente vascular cerebral, lesões cerebrais e no cerebelo, neuropatias periféricas, entre outros.

A seguir, alguns pontos a serem considerados para que se possa assumir um papel proativo em casos neurológicos.

MUDANÇA DE PADRÕES

Como já mencionado anteriormente, o cérebro conta com uma memória motora, da qual usa informações para promover a locomoção. Portanto, compreender os condicionamentos e atualizar essas informações à medida que o corpo ganha uma condição mais saudável e adquire força é crucial para exercer um papel protagonista no processo de reabilitação. Realizar movimentos diferentes dos habituais, com maior atenção durante a execução, além de ampliar o conhecimento sobre o corpo, facilita a mobilidade.

Em casos de neuropatia periférica, por exemplo, em que as extremidades (mãos e pés) estão mais comprometidas, é necessário realizar atividades que as tornem mais presentes na percepção consciente. Quanto mais consciente for o movimento, maior será a participação do córtex cerebral e menor a influência da memória condicionada. Ao caminhar, é possível aguçar a percepção do contato dos pés com o chão, observando se o caminhar é leve ou se há batidas fortes no solo. Essa percepção pode ser experimentada andando de costas ou de lado, e também é benéfico girar os ombros ocasionalmente enquanto se caminha para evitar o enrijecimento decorrente do esforço para andar.

Lembre-se de que a novidade e a atenção devem estar presentes nos movimentos. Essa abordagem é uma maneira eficaz de envolver o corpo e a mente na superação das dificuldades, proporcionando inúmeras possibilidades de explorar novos caminhos neurais. A parte criativa desse processo na relação com os pacientes foi muitas vezes motivo de alegria, pois testemunhamos melhorias significativas durante as sessões terapêuticas.

CONSCIÊNCIA ATENTA DO CORPO

Em distúrbios neurológicos, é como se perdêssemos o comando do corpo. A atitude proativa para lidar com isso deve ser a de tentar trazê-lo para a percepção consciente a maior parte do tempo, especialmente durante as atividades do dia a dia.

Esporadicamente, como parte de um exercício, deixe que seus pensamentos acompanhem o que você está fazendo em suas atividades corriqueiras. Ao caminhar, por exemplo, procure escutar o impacto do pé no chão. Se o barulho estiver mais alto do que o usual, pode ser um sinal de que você está pisando com rigidez. Nesse caso, pise por aproximadamente 5 minutos em uma bola de tênis para massagear toda a sola dos pés e, em seguida, continue a andar.

No mesmo exercício de caminhar de maneira mais atenta, você pode sentir que os pés estão desconectados do chão, como se estivessem flutuando. Se isso ocorrer, bata-os no chão algumas vezes, tanto caminhando quanto parado. É importante insistir no objetivo desejado: conexão consciente do corpo com a mente.

Se em uma ação como pegar algum objeto com as mãos você sentir rigidez, procure realizar alguns movimentos circulares nos ombros, pois, em muitos casos, a rigidez surge inicialmente nas costas, passa pelos ombros para então atingir os punhos e as mãos.

É crucial compreender que, diante da lógica do sistema nervoso, se quisermos uma conexão entre corpo e cérebro, devemos ampliar a consciência atenta sobre o corpo.

EXERCÍCIOS DE VISUALIZAÇÃO

Os exercícios de visualização ativam áreas cerebrais visando reverberar resultados na parte motora, ou seja, no movimento corporal. É oportuno mencionar um conceito que tem revolucionado a neurologia: o de neurônios-espelho. Localizados no córtex pré-motor e no lobo parietal inferior do cérebro, os neurônios-espelho foram descobertos por acaso durante experimentos com macacos em 1994 na Universidade de Parma, Itália, pelos neurocientistas Giacomo Rizzolatti, Leonardo Fogassi e Vittorio Gallese. A descoberta se deu quando Fogassi observou que esses neurônios se tornavam ativos tanto quando o macaco realizava determinada ação quanto quando observava uma ação semelhante realizada pelo experimentador.[4] Do mesmo modo, quando nos visualizamos realizando determinados movimentos que tenham sido perdidos por questões neurológicas, os resultados são muito interessantes. Visualizar um movimento leve e de fácil realização antes de executá-lo é altamente benéfico para facilitar a movimentação.

Essa prática envolve, por exemplo, imaginar a perna como leve e fácil de movimentar por cerca de 10 minutos antes de realizar o movimento pensado. O recurso tem sido utilizado com sucesso em pacientes com mobilidade reduzida, proporcionando melhorias significativas.

Outro recurso valioso envolvendo os neurônios-espelho é especialmente benéfico para pessoas com metade do corpo paralisada (hemiplegia), sendo uma prática eficaz para quem apresenta sequelas de derrames e doença de Parkinson. A pessoa deve posicionar-se diante de um espelho. Como a imagem refletida é invertida, ao realizar movimentos com braços e pernas, o indivíduo visualiza no espelho o lado comprometido executando os movimentos. Notavelmente, esse exercício pode ser realizado em casa, favorecendo que o indivíduo se torne um agente ativo na promoção de sua saúde.

[4] GALLESE, Vittorio *et al*. Action recognition in the premotor cortex. **Brain**, v. 119, n. 2, p. 593-609, 1996.

EQUILÍBRIO GRAVITACIONAL

Embora um capítulo inteiro esteja reservado para esse tema na segunda parte do livro, é crucial destacar a importância de ter consciência do centro gravitacional, localizado próximo ao umbigo. Experimente dar tapas com ambas as mãos nessa região enquanto anda, até mesmo andando de costas. Estimule essa área ao levantar-se da cadeira. A eficácia desse exercício será evidente na prática das recomendações sobre o centro do equilíbrio gravitacional e emocional, no capítulo 13. Mesmo que não seja possível seguir todas, faça o que estiver ao seu alcance.

PRAZERES DA VIDA

Embora muitas vezes os resultados dos tratamentos sejam notáveis, a rápida progressão de algumas doenças gera desânimo. Ainda assim, é de extrema importância não interromper a realização de atividades prazerosas. A vida deve ser gerenciada para acomodar tanto os desafios quanto os prazeres, com a mente e as emoções desempenhando papéis ativos na busca pelo bem-estar. Uma experiência marcante envolveu o atendimento a uma senhora com esclerose lateral amiotrófica. Após descobrir que ela apreciava shows de artistas de MPB, consegui, com a colaboração de seu filho, organizar um encontro com Ney Matogrosso após eles irem a um dos seus shows. O impacto dessa experiência foi extraordinário. No dia seguinte ao show, ela estava radiante e renovada.

Desafios na cadeira de rodas

Estar em uma cadeira de rodas é um desafio significativo. Compreender que o movimento é um recurso vital para a saúde corporal é fundamental; e, quando a mobilidade individual é limitada, contar com a ajuda de terceiros para as mobilidades passivas é valioso. Três pontos são especialmente importantes para melhorar a qualidade de vida de quem é usuário de cadeira de rodas.

1. Consciência do alinhamento da coluna vertebral

Manter a estabilidade do tronco na cadeira de rodas é essencial devido ao tempo prolongado em posição sentada. O desalinhamento da coluna pode levar ao tombamento do tronco para um dos lados, causando tensões e enfraquecimento em algumas partes do corpo, além de potencialmente provocar escaras.

Dois exercícios para manter o alinhamento da coluna podem ser realizados. No primeiro, um bambu ou cabo de vassoura deve ser apoiado à frente da cadeira e, enquanto mantido nessa posição, o corpo deve ser inclinado para frente, para trás e para os lados. Repita essa sequência algumas vezes. No segundo exercício, você precisará de uma pequena toalha, como uma toalha de rosto. Ela deve ser posicionada na frente da testa e segurada em ambas as pontas. Empurre a cabeça para a frente. A toalha deve oferecer resistência ao movimento, enquanto a cabeça oferece uma força de contrarresistência. Depois, com a toalha atrás da cabeça, repita o movimento de contrarresistência. Por último, o mesmo deve ser feito com a toalha posicionada em cada uma das laterais da cabeça.

2. Respiração e movimento

Direcionar a atenção para a respiração é uma maneira de criar maior consciência dos movimentos no tronco, proporcionando benefícios não apenas ao aspecto respiratório, mas também aos movimentos naturais do corpo. Faça pausas para perceber as costelas e o abdômen se movendo enquanto você respira.

③. Conexão com o corpo

Já sabemos que passar muito tempo em uma posição estática aumenta o risco de rigidez e congelamento das sensações corporais. Portanto, é essencial buscar movimentar-se conscientemente, mesmo que de forma limitada, para evitar esses efeitos adversos.

Ocasionalmente procure direcionar sua atenção para as diversas partes do seu corpo. Observe: como os pés estão apoiados? A cabeça está mais inclinada para um lado do que para o outro? E o tronco? Se possível, realize automassagens para fortalecer essa conexão do pensamento com o corpo e estimular a circulação nessas áreas. Essa prática regular pode contribuir significativamente para manter uma relação consciente com o seu corpo.

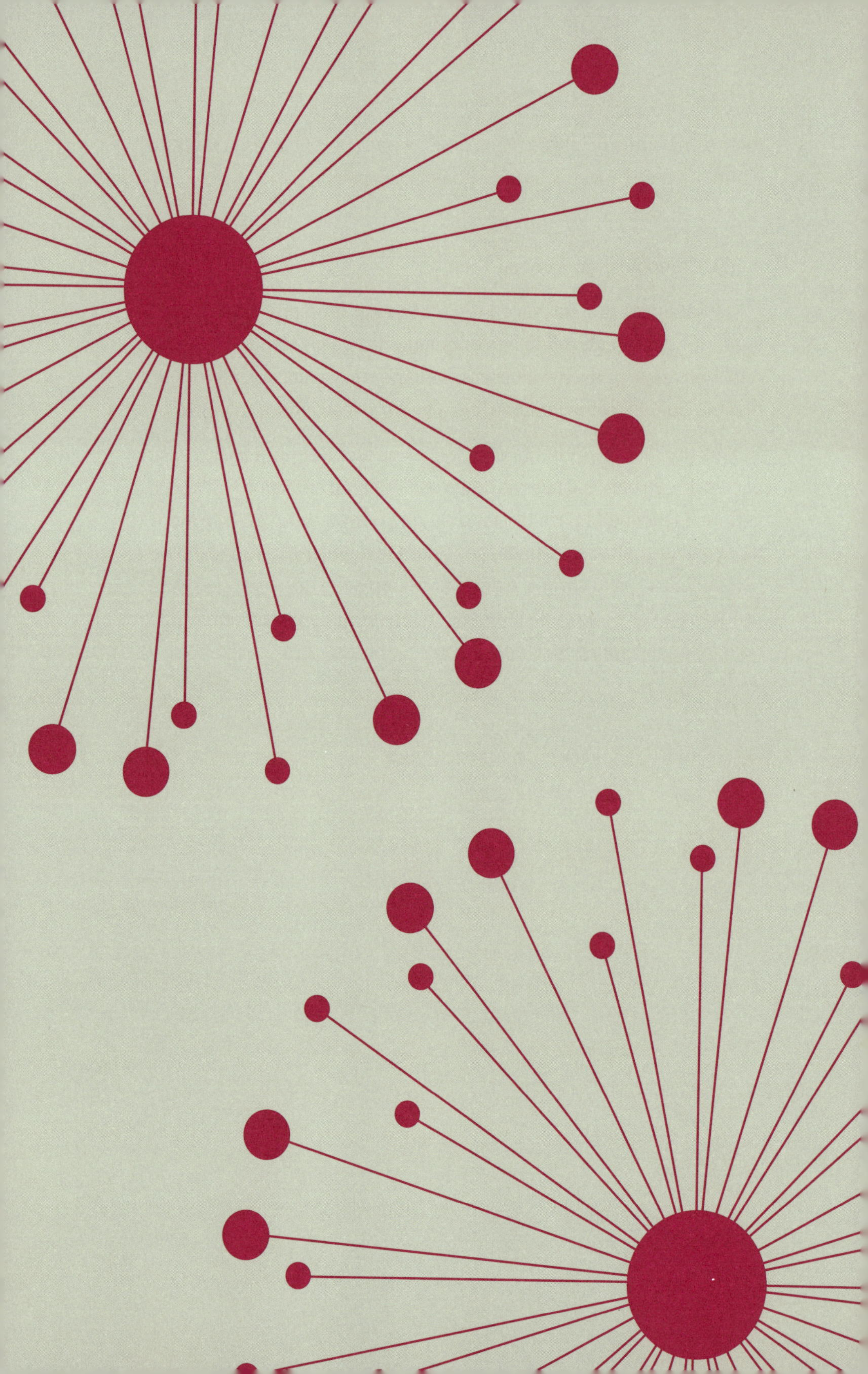

CAPÍTULO 8

A SUBMISSÃO DO CORPO A UM SISTEMA DE CRENÇAS E A POSSÍVEL SOLUÇÃO CORPO-MENTE

"Quando você reunir a refinada combinação de aceitação, responsabilidade, indefensibilidade, sentirá a vida fluindo com tranquila facilidade. E se você permanecer aberto a todos os pontos de vista – sem se prender rigidamente a nenhum deles –, seus sonhos e desejos fluirão com os desejos da natureza."

Deepak Chopra

Certo dia, combinei com um velho conhecido para que fosse até minha casa realizar um reparo. No dia anterior ao combinado, ele me avisou que não poderia ir, pois estava sentindo muita dor no antebraço. Minha primeira atitude foi tentar entender melhor seu problema para ajudá-lo. Ele estava em uma crise aguda de síndrome do túnel do carpo, que o impedia de segurar objetos leves. Além de estar muito abalado emocionalmente, o menor movimento no punho o fazia gemer de dor.

Para minha surpresa, ele recusou a ajuda, justificando que já havia tomado todos os remédios possíveis, e portanto nada, além de esperar, poderia ser feito. Naquele momento, entendi que não conseguiria convencê-lo a parar de ingerir tantos analgésicos, inclusive sem orientação médica, e muito menos a conhecer práticas naturais de alívio da dor, como exercícios corporais e respiratórios que ele poderia fazer em casa para se recuperar no menor tempo possível. Essa possibilidade estava longe de ser alcançada devido ao seu sistema de crenças. Sua maneira de ver o mundo impedia que qualquer "novidade" entrasse em sua vida, sobretudo práticas alternativas às que ele conhecia.

Pessoas com síndrome do túnel do carpo necessitam de cuidados hábeis, paciência e persistência, enfrentando também o desafio de lidar com o lado emocional, frequentemente abalado pelo problema. Além do autocuidado, ter o suporte de um terapeuta ocupacional ou fisioterapeuta pode ser crucial para interromper o processo inflamatório e a dor. No Brasil, milhares de pessoas são acometidas anualmente por essa condição, e muitos se aposentam por invalidez quando atingem o grau mais avançado da doença.

Mas o assunto de que trataremos aqui não diz respeito apenas a essa síndrome específica; é válido para muitas outras situações de saúde frágil, nas quais a presença de uma mente disponível a aprender e capaz de pensar de forma positiva e calma é crucial. A mente pode tornar-se opressora, colocando o corpo biológico em condições de maior vulnerabilidade, submetendo-o a um sistema de crenças que impede a pessoa de agir além daquilo que foi determinado como verdade absoluta. Nosso sistema de crenças é moldado pelos sistemas culturais e religiosos, pelas influências familiares, pelos programas de televisão e de internet, por nossas próprias experiências, entre outros aspectos. E esse sistema de crenças molda a nossa autoimagem.

Moshe Feldenkrais,[1] estudioso e precursor da educação somática, afirma que a autoimagem pode tanto nos fazer avançar como nos impedir de experimentar algo novo e transformador, o que impacta diretamente nossa saúde física, emocional e mental. Nosso posicionamento, quase sempre determinado pela nossa autoimagem, é o que pode acabar nos conduzindo a situações que levam ao estresse ou a uma dificuldade de movimento, dor física ou emocional.

Um sistema de crenças, portanto, pode ser limitante se nos impede de avançar em direção ao bem-estar, ao empoderamento e à conquista de uma vida com mais liberdade e menos sofrimento, com práticas voltadas para a transformação do corpo e da mente.

A possível solução corpo-mente

Confrontar ou ameaçar nosso sistema de crenças e mudá-lo radicalmente não é uma solução viável. Em geral essa é uma atitude que não funciona, pois não se arranca uma ideia ou ponto de vista de uma hora para outra, e não devemos substituir uma crença por outra. Além disso, devemos ser gentis e respeitosos com nós mesmos, com os outros e com aquilo em que acreditamos.

Outro aspecto que justifica não confrontar um sistema de crenças é o prejuízo que esse embate causa ao corpo e à mente: irritabilidade, enrijecimento muscular, estresse e adoecimento proveniente da somatização desse embate mental. Como já abordado no capítulo relacionado ao estresse, esse tipo de confronto entre um e outro pensamento traz mais perdas do que ganhos.

As crenças limitantes são um assunto complexo, mas aqui as entendemos como aquelas formulações antigas que moldaram nossa personalidade e que geralmente nos impedem de acessar novos conteúdos. Crenças limitantes ou disfuncionais são convicções arrai-

1 FELDENKRAIS, Moshe. **Consciência pelo movimento**. São Paulo: Summus, 1977.

gadas que restringem o potencial do indivíduo, causando-lhe sofrimento. Essas crenças operam de forma inconsciente, influenciando negativamente decisões e comportamentos, levando à autossabotagem, procrastinação, baixa autoestima e estagnação. Aaron T. Beck, que desenvolveu a terapia cognitivo-comportamental (TCC), propõe que devemos identificar e pôr em questão essas crenças, promovendo mudanças positivas no pensamento e no comportamento.[2,3] Um fator complicador é que geralmente não temos consciência delas. Assim, recusamos novas experiências simplesmente por limitações inconscientes.

Na perspectiva da saúde integral (corpo, mente e emoções), a proposta é que possamos nos abrir para novas experiências, sem entrar em confronto com nenhuma crença, nossa ou de qualquer outra pessoa. O que se propõe é sair do plano "mente-mente" para adotar o plano "corpo-mente". Incluir o corpo irá promover novas sensações que serão ressignificadas no âmbito mental.

Nessa proposta, a experiência é o que deve prevalecer, e não uma nova crença. Devemos apenas nos permitir perceber os efeitos que ocorrem no corpo e na mente em relação às práticas corporais e mentais apresentadas. A sugestão é: perceba antes de acreditar.

Como afirma a fisioterapeuta Denise de Castro, criadora do método corporal denominado Corpo Intenção, perceber é algo distinto de observar: "[...] para observar, posso estar de fora do acontecimento; já para perceber, preciso viver o acontecimento, sentindo e percebendo algo".[4] Quando percebemos pelas sensações corporais, temos a oportunidade de revisar e atualizar o que pensamos sobre nós, sobre nosso corpo. Essa percepção pode ser o impulso necessá-

2 BECK, Judith S. **Terapia cognitivo-comportamental**: teoria e prática. Porto Alegre: Artmed, 2014.

3 CARDOSO, Maria E. Oliveira; CALDAS, Renilza R. As crenças limitantes no desenvolvimento cognitivo dos adultos e as contribuições da terapia cognitiva comportamental. **Revista Cathedral**, v. 5, n. 4, 2023. Disponível em: http://cathedral.ojs.galoa.com.br/index.php/cathedral/article/view/694. Acesso em: 17 mar. 2025.

4 CASTRO, Denise de. **O método corpo intenção**: uma terapia corporal da prática à teoria. São Paulo: Summus, 2016, p. 24.

rio para buscar, por vias naturais, a conquista ou a manutenção da saúde. Assim, em vez de nos colocarmos em confronto com ideias ou crenças, nos abrimos a um novo conhecimento, oriundo dessa nova percepção.

Por exemplo: posso alimentar a crença ou a ideia de que a meditação não traz quaisquer benefícios. Em vez de me opor radicalmente a isso, posso questionar esse pensamento, permitindo-me experimentar a prática de meditar 5 minutos antes de dormir. Após um período de cerca de 10 dias terei a chance de perceber se isso fez ou não diferença na qualidade do meu sono. Outro exemplo: se penso que a dor que me acomete será permanente em meu corpo, isso pode me deixar impotente, inerte e me levar inconscientemente a estabelecer uma dor crônica. Em vez de me apegar a esse pensamento, posso buscar pensamentos que instiguem a curiosidade e me façam investigar alternativas práticas para sanar essa situação de sofrimento. Ao substituir o pensar pelo experimentar, com o tempo posso também substituir pensamentos negativos por positivos.

A percepção que emerge de uma experiência, seja de um movimento criativo ou de uma prática de concentração, por si só pode proporcionar transformações no corpo e ganho de saúde. E, quanto maior for a transformação no corpo e na mente, maior será também a transformação no sistema de crenças. Isso significa que, sem confrontar qualquer crença do passado, esta naturalmente se altera se o que estou experimentando me convence.

Em vez de negar as próprias crenças que moldaram sua autoimagem, permitir-se experimentar novas sensações corporais e mentais pode ser muito benéfico. É possível que algo seja revelado. Nesse processo, podemos aprender algo novo ou reafirmar o que já sabíamos, sem confrontar qualquer pensamento. A autoimagem pode ser remodelada, transformada por meio de vivências (experiências) corporais e mentais.

REATIVIDADE *VERSUS* PROATIVIDADE

Como discutido no capítulo 4, o sistema de saúde vigente opera de maneira reativa: quando estamos doentes, procuramos um médico e, dele e dos demais profissionais da saúde, recebemos orientações e procedimentos, que seguem protocolos que, por sua vez, estão de acordo com preceitos da medicina. Este é um padrão reativo, uma reação a um problema já instaurado, e é completamente apropriado. Devemos considerar que o médico é a autoridade que diagnostica e cuida das questões emergenciais, como em casos de acidente, traumatismo ou qualquer desconforto no organismo. Se estamos doentes, devemos primeiramente procurar esse profissional, bem como um posto de serviço emergencial ou hospital.

Mas, mesmo quando delegamos os cuidados de nossa saúde a um profissional da área médica, podemos caminhar junto com ele: podemos ser cuidados e ao mesmo tempo fazer a nossa parte naquilo que podemos fazer sozinhos. Ter uma atitude proativa.

Uma atitude proativa considera alternativas no próprio corpo (movimentos, automassagem, etc.) para atenuar as dores ou adota medidas preventivas a fim de evitar o surgimento da dor. Esse tipo de atitude envolve a participação simultânea do corpo (ação) e da mente (vontade). Embora para alguns seja difícil praticá-la, pois só queremos nos ver livres do desconforto que estamos sentindo, devemos, na medida do possível, buscar afastar os pensamentos associados à dor, ao desconforto e a eventuais perdas, tentando reconhecer o problema para tomar as decisões corretas, inclusive percebendo a presença das crenças limitantes.

A submissão a um sistema de crenças normalmente nos torna reativos, pois agimos mais sob o condicionamento imposto por uma crença ou pensamento preconcebido do que por nossa livre escolha. Nesse contexto, nosso organismo fica submetido à reatividade gerada por essa crença. Essa submissão ocorre porque, como já foi colocado, a crença impulsiona as ações cerebrais de forma inconsciente.

Muitas vezes, ficamos cegos para alternativas porque as crenças determinam como devemos agir.

Outro ponto a considerar é que talvez devêssemos questionar se de fato conhecemos o que acreditamos conhecer. Será que não vale a pena levantar dúvidas sobre determinadas crenças, atreladas, possivelmente, a algum evento do passado e desatualizadas em relação à nossa realidade atual?

Em geral, somos reativos devido à estrutura cerebral que interpreta os fatos e utiliza aprendizados do passado para reproduzir comandos. Este é um padrão que se retroalimenta, pois a mente, uma estrutura poderosa, determina e influencia a ação do corpo e do cérebro.

Agentes químicos e a regulação do corpo-mente

Ao decidirmos iniciar uma prática proativa envolvendo corpo e mente, podemos contar com apoios surpreendentes, principalmente do próprio corpo. Por trás de praticamente tudo que sentimos e fazemos, há uma complexa interação química, com a atuação de mensageiros e moduladores.

É crucial destacar que a regulação dessa química é também influenciada por nossas ações, sentimentos e práticas diárias. Embora informações como cansaço, sono ou fome sejam transmitidas ao cérebro pelos agentes químicos, são nossas ações, como falta de descanso, privação de sono ou má alimentação, que determinarão como esses moduladores químicos vão atuar em nosso organismo.

Existem três principais tipos de mensageiros químicos que afetam nosso corpo: hormônios, neurotransmissores e neuro-hormônios. Essas substâncias possibilitam a comunicação entre as diversas células, influenciando desde a digestão até as emoções. Sua produção ocorre principalmente nas glândulas. Algumas das glândulas mais conhecidas são o pâncreas, a tireoide, os testículos e os ovários, que regulam funções como reprodução, homeostase e metabolismo.

As glândulas endócrinas liberam hormônios na corrente sanguínea. Além delas, existem as glândulas exócrinas, que excretam substâncias do organismo. Exemplos incluem as glândulas sudoríparas, que eliminam toxinas por meio do suor; as glândulas lacrimais, que produzem lágrimas; e as glândulas sebáceas, que eliminam sebo através da pele.

Na perspectiva da proatividade corporal, os hormônios são os moduladores mais significativos. Fisiologicamente, eles são mensageiros químicos que transportam informações pela circulação sanguínea para atuar em células-alvo. Alguns agem na própria célula que os gerou (autócrinos) ou em células vizinhas (parácrinos), todos interagindo com proteínas receptoras nas células-alvo. Os hormônios ligam-se a esses receptores específicos, desencadeando a ação para a qual foram designados.

A palavra "hormônio" deriva do grego *hormon*, que significa movimentar, excitar ou estimular. Os hormônios estimulam as células e possibilitam que elas ajam de maneira diferente após o estímulo. Embora sejam produzidos principalmente pelas glândulas endócrinas, também são secretados por outros órgãos e tecidos, como o hipotálamo e o fígado.

Os músculos esqueléticos também desempenham um papel relevante na produção de substâncias químicas semelhantes aos hormônios. Quando esses músculos se contraem ou se alongam, liberam no sangue uma substância denominada miosina, com ação semelhante à dos hormônios. Os músculos secretam miosinas com a prática de exercícios físicos. Estudos recentes[5] têm evidenciado cada vez mais a importância das miosinas na regulação do metabolismo e na promoção da saúde. Essas substâncias podem ter ações e resultados diversos no organismo.

[5] BOCANEGRA, Jennifer L.; ADIKES, Rebecca; QUINTERO, Omar A. Myosin XIX. **Advances in Experimental Medicine and Biology**, n. 1239, p. 439-451, maio 2020.

Uma miosina notável é a irisina. Descoberta em 2012, ela desempenha funções benéficas ao corpo, como a redução da lipogênese, o consumo de gordura abdominal por meio de um processo fisiológico chamado *browning*, o aumento da hipertrofia muscular e o favorecimento da conexão entre neurônios, promovendo a neurogênese. Estudos indicam que essa miosina também pode atenuar os efeitos do Alzheimer.[6]

Outras miosinas resultantes da contração muscular incluem a interleucina-6, com importante papel anti-inflamatório (ela age na célula adiposa do abdômen para reduzir a inflamação desse tecido e aumentar o consumo de gordura no próprio tecido adiposo); a interleucina-15, que eleva a taxa de metabolismo de gordura; e o BDNF, que está relacionado aos fatores de crescimento tecidual, aumentando a taxa de regeneração celular, incluindo a regeneração do tecido muscular e a hipertrofia muscular.

Diante do que foi exposto, é evidente a inteligência reguladora inata do organismo. Ser proativo corporalmente significa desempenhar nossa parte nessa autorregulação orgânica. Mesmo que iniciar uma prática nova possa ser desafiador, as miosinas e os hormônios, como a endorfina e a serotonina, ligadas ao prazer e bem-estar, que entram em ação com a prática de movimentos corporais, podem tornar tudo um pouco mais fácil e recompensador.

Proatividade e sistema nervoso: controle do estresse

Como já discutido neste livro, todas as nossas ações, pensamentos e sentimentos envolvem a participação do sistema nervoso, que mantém uma conexão permanente entre o cérebro e o restante do organismo.

[6] LOURENCO, Mychael V. *et al.* Exercise-linked FNDC5/irisin rescues synaptic plasticity and memory defects in Alzheimer's models. **Nature Medicine**, v. 25, p. 165-175, 2019.

Dentre as diversas ações desempenhadas por esse sistema, destacam-se aquelas provenientes do sistema nervoso somático (SNS), também conhecido como sistema nervoso voluntário. Ele é responsável por transmitir respostas ao corpo originadas no sistema nervoso central (SNC) para a produção de movimentos ou a interação com o meio. Nesses casos, a vontade e a consciência dos atos estão presentes.

Por outro lado, o sistema nervoso autônomo (SNA) desempenha um papel significativo na regulação do meio interno do indivíduo, o que envolve músculos cardíacos, músculos lisos (presentes nas vísceras e vasos) e glândulas do corpo. Em geral, não estamos conscientes do que está ocorrendo, as ações independem da nossa vontade. Como também já mencionamos aqui, emoções e sentimentos, e também o sistema de crenças, influenciam a liberação de substâncias químicas que resultam em conforto ou desconforto físico, sem a participação direta do indivíduo.

Um aspecto importante do SNA são os batimentos cardíacos, que ocorrem em uma média de 50 a 90 batimentos por minuto. O nó sinoatrial, localizado no coração, determina essa regulação. O coração bate independentemente da interferência do SNA, apenas com o comando do marca-passo. No entanto, o SNA pode influenciar a quantidade de batimentos, acelerando ou desacelerando o ritmo, provocando, por exemplo, taquicardia (coração acelerado) ou bradicardia (ritmo mais lento).

O SNA é regulado principalmente pelo sistema nervoso simpático (SNS) e pelo sistema nervoso parassimpático (SNP), além do sistema nervoso entérico, do qual não trataremos aqui. O SNS é excitatório, enquanto o SNP está relacionado ao descanso e à digestão. O equilíbrio entre esses sistemas é crucial para a regulação dos níveis de estresse.

Recentemente, surgiu uma nova maneira de medir o nível de estresse geral de uma pessoa: a variabilidade da frequência cardíaca, ou HRV, sigla para o termo em inglês *heart rate variability*. O HRV permite avaliar se os níveis adrenérgicos, regulados pelo SNS, e colinérgicos, regulados pelo SNP, estão em equilíbrio. Essa medida, realizada no intervalo entre os batimentos cardíacos, tem sido utilizada por diversas pessoas, incluindo atletas de alto desempenho, para avaliar como o treinamento, o sono, a alimentação e atividades cotidianas impactam seu desempenho esportivo. Atualmente, é possível acompanhar os níveis de HRV diariamente por meio de aplicativos e relógios digitais.

Por ser influenciado por fatores relacionados ao estilo de vida, como atividade física, qualidade do sono, alimentação, consumo de água, uso de medicamentos, ingestão de cafeína, além de aspectos genéticos e etários, é possível melhorar o HRV com práticas como hidratação adequada, nutrição balanceada, descanso, moderação no consumo de estimulantes e todas as atividades corporais que promovem relaxamento e bem-estar, incluindo meditação. No próximo capítulo, exploraremos essas práticas em mais detalhes.

CAPÍTULO 9

PRÁTICAS INTEGRATIVAS DO CORPO-MENTE

"Quanto mais fraco for o corpo, mais ele manda; quanto mais forte for, mais ele obedece."

Jean-Jacques Rousseau

Para alcançar um corpo proativo e fortalecer nossa capacidade de lidar com eventuais fragilidades na saúde, precisamos habilitar, por meio de treinos, tanto o corpo físico quanto a mente. Isso implica que, ao movimentar o corpo, é essencial envolver simultaneamente a mente, mantendo-a atenta e perceptiva em relação ao corpo, às emoções, à respiração e aos pensamentos. Embora inicialmente possa haver dificuldades em atingir esse nível de atenção, com o tempo e a aplicação das técnicas adequadas, isso pode se tornar natural, resultando em uma maior consciência sobre si mesmo e em outros benefícios para a saúde integral.

Mente e corpo são tão inseparáveis que podemos considerar que no corpo físico se encontram os núcleos de tensões oriundos de uma mente que sofre e que oprime. Essa afirmação é do psicanalista e médico austríaco-americano Wilhelm Reich, cuja teoria, conhecida como teoria de Reich, ecoa até os dias atuais. Reich defendia a ideia de que o corpo reflete as tensões originadas na mente - estas se transformariam em tensões musculares, dores crônicas e doenças.

Ao reconhecer essa associação entre corpo e mente e adotar uma abordagem proativa, surge a pergunta: "Devo começar pelo trabalho com o corpo ou com a mente?". A resposta depende da preferência individual. Alguns podem priorizar a mente, outros podem optar por estimular o corpo como ponto de partida. Respeitar a individualidade é fundamental para alcançar a integração efetiva. E, para estabelecer essa integração, é preciso estabelecer maneiras de mente e corpo se encontrarem.

O encontro do corpo com a mente

Se os conteúdos mentais influenciam o corpo, também é essencial, pela via do corpo, proporcionar à mente condições ideais para a sustentação da saúde integral. Isso inclui atributos como vigilância, serenidade, curiosidade investigativa, determinação, paz e vontade altruísta. Esses atributos devem ser estimulados a partir de um corpo descansado e relaxado, proporcionando bem-estar e vitalidade. Assim como uma âncora estabiliza um barco no mar, o corpo pode ser utilizado - quando direcionamos nossa atenção para ele - como uma âncora para acalmar os pensamentos e tranquilizar as emoções.

Após alcançar descanso e relaxamento no corpo, qual seria o modelo ideal para colaborar com a mente? Um corpo presente, consciente, flexível e eficiente em seu funcionamento. Equilibrar força e suavidade é essencial. Contudo, dada a vulnerabilidade inerente ao corpo, é necessário permanecer atento, vigilante e dedicado a treinos contínuos para manter o equilíbrio entre força e suavidade.

Existem métodos consagrados que oferecem treinos eficientes, mobilizando o corpo de maneira a gerar repercussões positivas na mente. No tópico a seguir serão apresentados alguns exemplos de tradições, escolas e métodos que buscam promover a consciência do corpo para alcançar estados positivos na mente e nas emoções. Essas práticas que integram corpo e mente são ainda pouco difundidas, mas trazem benefícios significativos para a saúde integral.

Existem diversas abordagens para trabalhar o corpo do ponto de vista da saúde física. Algumas, como a realização de exercícios aeróbicos, têm como objetivo fortalecer e dinamizar o sistema cardiorrespiratório. Outras visam ao desenvolvimento e até mesmo à hipertrofia muscular; e outras ainda trabalham com movimentos específicos para ativar a circulação em áreas específicas do organismo. Práticas voltadas para equilibrar diferentes partes do corpo são projetadas considerando que o desequilíbrio em uma área pode afetar outras, possibilitando a reorganização corporal e a eliminação de dores físicas. Além disso, as práticas físicas têm impactos não apenas no corpo, mas também na mente, como discutido quando tratamos das miosinas (ver capítulo 8).

É importante compreender que o exercício físico não beneficia apenas o corpo físico, mas também a saúde mental, reduzindo a percepção do estresse. Isso ocorre por meio da melhoria das funções cerebrais e do metabolismo cerebral. Em situações de estresse, o cérebro necessita de mais oxigênio para funcionar adequadamente. A prática de movimentos corporais aumenta a temperatura corporal, normalizando as funções cerebrais e aumentando o número de sinapses nervosas. Isso resulta em uma maior transmissão de endorfina, neurotransmissor relacionado ao bem-estar, reduzindo a percepção do estresse e aliviando dores. O aumento da temperatura corporal também leva à liberação de ocitocina pela hipófise, diminuindo a ansiedade e aumentando a sensação de alegria.

Além da endorfina, a prática física estimula a produção de outros neurotransmissores, como serotonina, dopamina, adrenalina e noradrenalina, todos relacionados ao aumento da temperatura corporal.[1]

Ao praticar atividades físicas concentradas, há uma melhora na percepção da autoimagem e do autoconceito. Isso favorece uma apreciação e aceitação do próprio corpo, diminuindo a ansiedade e as preocupações com o futuro, pois o foco está no momento presente. A atenção direcionada ao corpo e à respiração, com os pensamentos acompanhando os movimentos, promove uma integração positiva entre corpo e mente, resultando em benefícios para a saúde mental e em bem-estar emocional.

Por vezes, nos deparamos com pensamentos compulsivos e persistentes que parecem difíceis de interromper. Em situações em que a mente está agitada, como em estados de irritabilidade e alterações de humor repentinas, é benéfico envolver o corpo em atividades mais vigorosas, como correr, nadar ou realizar uma sessão de musculação intensa. No entanto, é crucial manter o equilíbrio, incorporando períodos adequados de descanso e relaxamento para os músculos. A abordagem não deve ser de confronto com a mente, mas sim de gentileza por meio do corpo físico.

O encontro da mente com o corpo

Embora tudo comece no cérebro, a mente lidera todo o sistema, e uma mente amiga proporciona serenidade, positividade e tranquilidade, favorecendo a saúde integral. Práticas mentais como exercícios de concentração e visualização são treinamentos diários que, para facilitar o entendimento, podem ser considerados variações da prática de meditação.

[1] LIM, Chin L.; BYRNE, Chris; LEE, Jason K. Human thermoregulation and measurement of body temperature in exercise and clinical settings. **Annals**, Academy of Medicine, Singapore, v. 37, n. 4, p. 347-353, 2008.

Durante a prática de meditação, identificar os pensamentos que surgem é crucial. Devemos agir como se observássemos de fora aquilo em que estamos pensando. Dessa maneira, podemos também nos desvincular emocionalmente do que é pensado. Esse processo de identificação sem envolvimento emocional (justamente por estar sendo realizada a auto-observação a distância) permite que, em um segundo momento, não nos identifiquemos totalmente com esses pensamentos, reduzindo seu impacto e evitando perturbações. Enfrentar os desafios da mente e das emoções não é tarefa fácil, mas os benefícios valem a pena.

Pesquisas apontam que práticas meditativas provocam alterações no funcionamento cerebral e até mesmo na estrutura de certas áreas cerebrais, mais especificamente no lobo parietal inferior posterior e nos lobos temporais mediais.[2] Há evidências de que quando essas áreas são ativadas há ganhos em autoconsciência, memória e capacidade de definição de metas.

Estudos também mostram que a prática regular de meditação pode aumentar a área cinzenta do cérebro, relacionada a aprendizado, memória e regulação emocional.[3] Além disso, a amígdala cerebral, associada ao estresse e ao medo, diminui em tamanho em praticantes de meditação, indicando uma resposta positiva à redução do estresse.[4] Também a produção aumentada de anticorpos em quem medita está associada a uma melhora na resposta imunológica,[5] contribuindo para a resistência a doenças. Esses resultados destacam os benefícios holísticos da meditação para a saúde não só mental, como física.

2 DE FILIPPI, Eleonora *et al.* Meditation-induced effects on whole-brain structural and effective connectivity. **Brain Structure and Function**, v. 227, n. 6, p. 2087-2102, 2022.

3 SINGLETON, Omar *et al.* Change in brainstem gray matter concentration following a mindfulness-based intervention is correlated with improvement in psychological well-being. **Frontiers in Human Neuroscience**, v. 8, n. 33, fev. 2014.

4 TAREN, Adrienne A.; CRESWELL, David; GIANAROS, Peter J. Dispositional mindfulness co-varies with smaller amygdala and caudate volumes in community adults. **PLoS One**, v. 8, n. 5, 22 maio 2013.

5 DAVIDSON, Richard J. *et al.* Alterations in brain and immune function produced by mindfulness meditation. **Psychosomatic Medicine**, v. 65, n. 4, p. 564-570, jul.-ago. 2003.

Aqui vamos sugerir algumas práticas de meditação, considerando suas origens tradicionais. Vale ressaltar que o objetivo é apresentá-las como ferramentas para fortalecer a mente e promover a saúde integral. Entre as práticas meditativas podemos citar: atenção plena (ou mindfulness), shamatha, vipassana, kundalini, transcendental e zazen.

Escolas, tradições e métodos

O que aqui segue exposto é o resultado de estudos, práticas e observações que foram benéficos para mim e para meus pacientes e alunos. Após passar por diversas escolas e estudos, percebi que o processo de aprendizado é infinito. É importante escolher aquelas com que mais nos identificamos, e esse livre-arbítrio deve ser exercido com responsabilidade. Mantenha sempre um senso crítico em relação ao que aprende sobre seu corpo e mente. O conhecimento adquirido deve nos libertar, não nos aprisionar ou ser transformado em poder - ele deve, sim, se voltar para o nosso autoconhecimento e nos fazer evoluir, ter saúde e melhorar como indivíduos. Agora, serão apresentadas algumas referências úteis para uma jornada proativa com o corpo e a mente.

IOGA

Muitas pessoas tiveram sua vida transformada pela prática da ioga, tornando-se exemplos notáveis de seres humanos éticos, capazes de controlar os pensamentos, estáveis e fisicamente fortes. Se você busca disciplina e conexão entre corpo e mente, essa tradição pode ser muito benéfica. No entanto, é fundamental compreender que o verdadeiro aprofundamento nesse estilo de vida está estritamente relacionado à prática efetiva, não apenas ao estudo teórico.

A ioga surgiu na Índia, com evidências que remontam há milhares de anos antes de Cristo. Atualmente é muito popular no Ocidente como uma prática que envolve técnicas de concentração, controle da respiração e do corpo físico, entre tantas outras abordagens. Os tipos de ioga mais comuns são:

* **HATHA YOGA:** ioga mais direcionada à força física.
* **NIDRA YOGA:** ioga mais direcionada ao relaxamento.
* **RAJA YOGA:** ioga clássica ou ioga de Patanjali.
* **BHAKTI YOGA:** ioga da devoção.

TRADIÇÕES CHINESAS

Neste livro focaremos em três práticas amplamente difundidas: chi kung, lian gong e tai chi chuan.

Chi kung

Chi kung, qigong ou kikō são expressões de origem chinesa que se referem ao trabalho ou exercício com o intuito de melhorar a circulação de energia corporal. O chi kung consiste em movimentar o corpo direcionando pensamentos intencionais ao que está sendo feito. Além disso, considera-se que há um campo energético envolvendo o corpo. Em geral, acredita-se na existência de um campo energético proveniente do céu e outro da terra, além da própria natureza. Essa energia deve fluir para o corpo por meio da interação com a natureza. Alguns dos movimentos intencionais visam favorecer o campo vibracional e promover a saúde corporal. Como vem sendo destacado neste livro, os pensamentos não devem ser encarados como crenças, mas sim como ferramentas para facilitar o direcionamento do corpo e suas intenções.

Lian gong

Se considerarmos as práticas de exercícios tradicionais chineses, o lian gong é relativamente novo. Essa prática corporal, criada em 1974 pelo médico ortopedista chinês Zhuang Yuan Ming e também conhecida como lian gong em 18 terapias, integra a tradição milenar das artes corporais chinesas aos modernos conhecimentos da medicina ocidental. Fundamenta-se nos mesmos conceitos básicos da medicina tradicional chinesa que deram origem à acupuntura, à fitoterapia chinesa e ao chi kung.

Tai chi chuan

O tai chi chuan é reconhecido tanto como uma arte marcial chinesa quanto como uma forma de meditação em movimento. Muito apreciado por diferentes camadas da sociedade chinesa, ganhou popularidade no Ocidente, destacando-se nos âmbitos da saúde e do esporte. O Dr. Cho Ta Hung o descreve mais como uma prática direcionada pela concentração (*yi*) e pela meditação serena e passiva do que pela força.[6] O tai chi chuan visa realizar movimentos envolvendo todo o corpo e é considerado uma prática integradora e poderosa por aqueles que o praticam.

MÉTODOS E PRÁTICAS CENTRADOS NO CORPO

Meir Schneider – Self-Healing

Enquanto se recuperava de um problema de visão, Meir Schneider criou este método, conseguindo reverter um estado de cegueira parcial, o que lhe permitiu conquistar uma visão tão funcional que tornou possível obter, inclusive, uma carteira de motorista sem restrições emitida pelo estado da Califórnia, nos Estados Unidos.

[6] HUNG, Dr. Cho Ta. **Exercícios chineses para a saúde**: a antiga arte do tsa fu pei. São Paulo: Pensamento, 1995.

Durante o processo de recuperação da visão, Schneider desenvolveu os princípios que orientam seu método, com foco principal no desenvolvimento da consciência cinestésica, isto é, a consciência do movimento, visando à reorganização do corpo, à remissão de problemas de saúde e à manutenção desta. Cinco ferramentas fundamentam este trabalho: movimento, exercícios visuais, exercícios respiratórios, visualização e toques terapêuticos. O trabalho pode ser realizado com a assistência de um educador e terapeuta do método ou praticado individualmente em casa. A prática é especialmente benéfica para aqueles que buscam recuperar problemas visuais de maneira natural, restabelecer movimentos, aliviar dores corporais e reduzir sintomas do estresse. O aprendizado envolve a investigação da anatomia do corpo sob a ótica do sentir, com o objetivo de potencializar os sistemas corporais.

Feldenkrais

Desenvolvido por Moshe Feldenkrais, esse método visa ensinar a fazer distinções sutis e a estabelecer novas conexões entre o movimento e as sensações. Uma de suas premissas fundamentais é promover a habilidade do autocuidado por meio de movimentos conscientes. O método direciona a atenção do praticante para os processos de integração entre movimento, sensação, sentimento e pensamento.

Pilates

Originalmente chamado de "contrologia" por estimular o controle e o equilíbrio entre mente e corpo, o pilates recebeu o nome de seu criador, o alemão Joseph Pilates. Essa abordagem busca fortalecer o corpo e o *core*, ou núcleo, por meio de alongamentos e pequenos movimentos de resistência muscular. Criado na década de 1930, o pilates, segundo Lesley Ackland, é um tipo de exercício que demanda disciplina e concentração, indicado para fortalecer ligamentos e articulações, aumentar a flexibilidade e alongar os músculos.[7]

Eutonia

Conforme descrito no site da Associação Brasileira de Eutonia, a eutonia é uma abordagem de educação somática que visa acessar a sabedoria inerente ao corpo. Ao voltar a atenção para as sensações, o método, desenvolvido pela alemã Gerda Alexander, amplia a percepção e a consciência corporal, contribuindo para a flexibilização do tônus. Isso auxilia no cuidado das dores e do estresse, além de proporcionar uma melhor adaptabilidade do corpo às diversas ações no cotidiano, em atividades artísticas e esportivas.[8] Merece destaque a interessante abordagem relacionada à reformulação e integração da imagem corporal, que pode ressignificar o corpo nas estruturas cerebrais e mentais, resultando em significativos benefícios para a saúde emocional e mental. Trata-se de um processo contínuo de autoconhecimento por meio do corpo para a manutenção ou recuperação da saúde em diversos campos. A eutonia é, portanto, um método de trabalho corporal que oferece benefícios nas esferas emocional, física e espiritual.

Antiginástica

Criada na década de 1970 pela fisioterapeuta francesa Thérèse Bertherat, a antiginástica é uma prática corporal que busca promover o entendimento sobre a conexão entre as diversas partes do corpo. Indicada para quem procura autoconhecimento corporal, ela auxilia na identificação de tensões adormecidas que precisam ser despertadas. Além disso, permite perceber áreas com menor mobilidade ou sensibilidade. Bertherat sugere exercícios corporais voltados para o

[7] ACKLAND, Lesley. **Pilates**: modele seu corpo e transforme sua vida. São Paulo: Pensamento, 2011.

[8] Veja mais em: https://www.eutonia.org.br/ (acesso em: 19 fev. 2025).

relaxamento, favorecendo que ossos, músculos, tendões e ligamentos naturalmente retornem às posições adequadas, contribuindo para o desenvolvimento de um corpo equilibrado. Inspirada por Françoise Mézières e sua visão de cadeias musculares e entrelaçamento dos músculos em diferentes partes do corpo, a antiginástica oferece uma abordagem abrangente para aumentar o bem-estar e lidar com fragilidades na saúde.

EXPERIÊNCIAS NO CORPO-MENTE
Jornada da proatividade corporal

PARTE II

JORNADA DA PROATIVIDADE CORPORAL

Aqui iniciaremos um processo de experiências rico em conhecimento e transformação, denominado *jornada proativa do corpo*, ou *jornada da proatividade corporal*. Trata-se de um roteiro de práticas que visa possibilitar uma experiência integrada entre corpo e mente. O objetivo dessas práticas é oferecer pistas sobre pontos específicos importantes para despertar o corpo-mente e proporcionar ao praticante um entendimento mais profundo sobre si. Essa jornada ocorrerá em 5 etapas, cada uma qualificando o corpo-mente para uma experiência específica:

* **Etapa 1: presença corporal com descanso e relaxamento muscular**

  Nessa etapa ressalta-se a importância de cultivar um corpo relaxado e presente. Com o objetivo de alcançar esse estado, são recomendados exercícios que envolvam o corpo e a mente.

* **Etapa 2: respiração natural e vitalidade**

  A vitalidade deriva sobretudo de uma respiração naturalmente dinâmica e ampla. Observar e superar bloqueios no corpo que impedem uma respiração fluida e natural será o foco dessa etapa, com práticas específicas para alcançar esse objetivo.

* **Etapa 3: consciência de espaço do corpo-mente**

  Nesta etapa a ênfase é na necessidade de desenvolver não apenas a consciência corporal, mas também a consciência dos espaços, tanto no corpo físico quanto entre os pensamentos. A prática corporal com esse propósito servirá como facilitadora para a prática da meditação.

* **Etapa 4: consciência de centro**

  Aqui a proposta é o desenvolvimento da força no centro físico para aprimorar o equilíbrio físico. Será apresentada uma prática proveniente das artes marciais e culturas orientais relacionada ao centro do equilíbrio emocional e mental, abordando aspectos práticos.

*** Etapa 5: força, vitalidade e ancoramento**

Nessa etapa são enfatizados os trabalhos de força física envolvendo os músculos esqueléticos, que devem ser realizados de forma equilibrada, seguidos de períodos de descanso, além dos estímulos aos ossos. Faremos uma introdução à aplicação da positividade mental durante essa prática, seguindo os princípios de algumas escolas orientais milenares.

Quanto mais concentrado você estiver nos exercícios, maiores serão os benefícios. Procure realizá-los na ordem recomendada, pois cada etapa o preparará para a próxima, seguindo uma lógica que busca ampliar a consciência sobre determinado tema.

A sugestão é que você grave cada exercício com sua própria voz. Você pode usar seu celular para isso. Ao gravar o texto, lembre-se de fazer pausas para ter tempo de realizar os exercícios. Os exercícios que você deverá gravar estão indicados pelo ícone de um microfone.

Cada prática deve ser realizada sem julgamentos ou crenças que possam bloquear a experiência. Procure esvaziar-se deles e permita que as experiências o conduzam ao bem-estar. Dessa forma, será possível vivenciar no corpo um saber intrínseco. Esse conhecimento corporal pode atualizar percepções sobre nós mesmos, moldadas ao longo da vida por crenças advindas de diferentes circunstâncias. As práticas tendem a ser um treinamento para que fiquemos naturalmente mais atentos ao que nos acontece, mesmo que de maneira silenciosa, reiterando uma postura de vigilância em relação aos sinais do corpo e da mente.

Por fim, os conteúdos trabalhados a seguir não esgotam o tema, mas serão um bom começo para uma jornada proativa em direção ao equilíbrio corpo-mente. Apenas através da repetição de uma prática diária teremos a chance de nos fortalecer e nos tornar mais resilientes diante dos desafios da vida, que sempre existirão. Isso não significa que deixaremos de ter doenças, mas, ao nos tornarmos agentes ativos da nossa própria saúde, estaremos mais preparados para lidar com elas.

Boa prática!

CAPÍTULO 10

PRESENÇA CORPORAL COM DESCANSO E RELAXAMENTO MUSCULAR

"O vazio, dentro do relaxamento, é pleno."

José Antônio Filla

O primeiro passo para trabalhar e se conectar com o corpo é melhorar a percepção que temos dele. Quando estamos com a musculatura tensa, essa capacidade fica reduzida. Com a percepção reduzida, o corpo fica mais vulnerável às lesões e os nutrientes não chegam às células de maneira eficaz, reduzindo a vitalidade orgânica e mental.

Tensões musculares podem ocorrer de maneira inesperada (reflexo de um trauma, por exemplo), por acúmulo de trabalho ou de atividades físicas (sem dar tempo para que o corpo se recupere) e ainda por questões emocionais e mentais. Em estado de tensão, o cérebro também recebe menos oxigênio, o que aumenta a possibilidade de o indivíduo ficar irritado e vulnerável aos sintomas negativos do estresse.

Neste capítulo, vamos apresentar recursos do trabalho com o corpo-mente que favorecem a aproximação do indivíduo consigo mesmo por meio do relaxamento, além de técnicas que ajudam a localizar e dissolver as tensões no corpo.

Em suas palestras, Meir Schneider costuma dizer que uma situação que não é aceita pela mente tende a contrair os músculos do corpo como forma de resistência - "Para que cada mudança possa ocorrer no corpo, primeiro ela deve ser aceita pela mente".[1] Na direção contrária, como mencionado, as tensões que surgem nos músculos tendem a reverberar negativamente na mente em forma de irritabilidade. Essas tensões estampam uma marca corporal, que é registrada como algo aprendido. Episódios ruins e bons ficam armazenados como memória em nossas células, e passamos a funcionar automaticamente a partir desse aprendizado, de forma condicionada. Esse padrão aprendido é repetido no dia a dia, principalmente quando estamos agindo de maneira automática, desatenta e com pouca consciência corporal. Daí a necessidade de iniciar este trabalho com o relaxamento muscular. Se você se encontra em condição de saúde frágil, com dores físicas ou submetido a um grande estresse, o foco no relaxamento muscular precisa ser priorizado.

Independentemente da origem das tensões musculares, seja no corpo físico ou na mente, os músculos são a forma mais acessível de promover um relaxamento integral. Ao relaxar os músculos, também relaxamos a mente, as emoções e todo o corpo.

Ao perceber as tensões musculares e procurar relaxá-las, é possível que entremos em contato com a história que as causou. Para algumas pessoas, reviver essa história pode ser desconfortável. Nosso foco aqui, no entanto, será interagir com o corpo de maneira suave, concentrando-se nas sensações. Caso apareça algum descon-

[1] SCHNEIDER, Meir. **Movimento para autocura**. São Paulo: Cultrix, 2005, p. 231.

forto originado da experiência causadora das tensões, este deve ser acolhido sem julgamento e com compaixão.

O estado de relaxamento muscular também afeta a qualidade do sono. E um bom sono ajuda a melhorar a qualidade da meditação. Assim, preste atenção na qualidade do seu sono e procure utilizar as sugestões deste capítulo para ter um corpo relaxado e um sono reparador.

Antes de avançarmos para a parte prática, tente responder às perguntas a seguir no que tange ao conhecimento sobre suas tensões:

1. O que produz tensão em seu corpo?
2. A origem da tensão se dá nos pensamentos ou nos músculos?
3. Você se movimenta com facilidade ou com dificuldade quando seu corpo está enrijecido?
4. Você consegue perceber se um pensamento contrai ou relaxa seus músculos?
5. Se sim, em que circunstâncias você percebe isso?
6. E como fica sua respiração em ambas as situações, no estado de tensão muscular e no relaxamento?

Essas perguntas servem para que tenhamos clareza sobre as tensões e suas causas. Na perspectiva da jornada proativa do corpo, o relaxamento muscular deve ser o ponto inicial. E músculos relaxados não significam músculos sem força. Muito pelo contrário: se queremos força, devemos inicialmente tornar os músculos aptos a receber estímulos para assim se tornarem fortes.

Prática 1:
Como me percebo

Estas orientações servirão para que você perceba e aguce a consciência da sua postura e do seu corpo inserido no ambiente.

COMO ME PERCEBO SENTADO

Sente-se na ponta de uma cadeira ou de um banco, certificando-se de que a coluna esteja ereta e o olhar voltado para um ponto localizado bem à sua frente. Garanta que a cabeça não esteja inclinada para nenhum dos lados, nem para frente, nem para trás. Com a ajuda de ambas as mãos, puxe os glúteos para os lados, de modo a sentir os ísquios apoiados (figura 10.1).

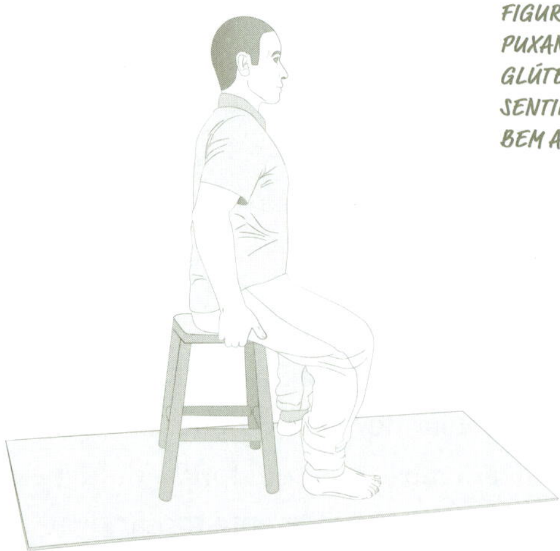

FIGURA 10.1. PUXANDO OS GLÚTEOS PARA SENTIR OS ÍSQUIOS BEM APOIADOS.

Segure a cabeça pelas laterais e puxe-a para cima, mantendo a coluna ereta, mas não enrijecida. Respire. Em seguida, acomode os braços ao longo do corpo ou apoie as mãos sobre as coxas e simplesmente feche os olhos, percebendo cada parte do seu corpo. Comece pelo apoio dos pés no chão e o posicionamento dos tornozelos e dos joelhos. Como sente os glúteos na cadeira? Há desconfortos nessa postura? Respire e perceba suas costas, o pescoço, a cabeça e os braços. Mantenha essa postura por 5 a 10 minutos. Se observar algum desconforto ou dor, anote onde foram sentidos para tentar soltá-los com as práticas que realizaremos adiante. Pode ser que o corpo tenha se habituado a determinada postura, diferente desta em que você se encontra agora; assim, ao tentar adotar o novo padrão de postura, é possível que você sinta dor ou desconforto.

COMO ME PERCEBO DEITADO

Deite-se de costas (de barriga para cima) em uma superfície nem muito dura nem muito macia. Perceba como o colchonete recebe seu corpo. Tente identificar quais áreas do seu corpo estão relaxadas e macias e quais estão em maior contato com o colchonete. Há enrijecimento ou endurecimento ao encostar o corpo no colchonete? Uma maneira de detectar isso é perceber se, ao se deitar, seu corpo se espalha ou fica rígido sobre o colchonete. Registre e leve à sua consciência as áreas que precisam ser relaxadas.

Prática 2: Visitando e investigando o velho amigo corpo

Este segundo exercício se chama Visita ao Velho Amigo Corpo. Para realizá-lo, precisamos nos colocar em um lugar de querer bem a nós mesmos, dando a esse momento a intenção de uma visita a um velho amigo que não víamos há muito tempo - devemos realizar essa prática com máxima curiosidade e com um intuito investigativo. Procure se desligar de todas as demais coisas. O que importa agora é você e o seu corpo.

VISITA AO VELHO AMIGO CORPO

Deite-se de barriga para cima em uma superfície nem tão dura nem tão macia. A experiência de agora é visitar um velho amigo que não vê há muitos anos: seu próprio corpo. Respire fundo e, ao soltar o ar, perceba seu corpo se espalhando pelo chão. Começaremos essa visita pelos pés.

Leve toda a sua atenção ao pé esquerdo. Perceba a sola do pé esquerdo. Como sente cada dedo, cada artelho, a superfície superior e as laterais? Qual a sensação que você extrai do seu pé esquerdo? Está confortável ou desconfortável? Agora, mova sua atenção para a perna esquerda, do tornozelo até o joelho esquerdo. Respire e perceba a parte externa e interna da perna, a frente, as laterais e a batata da perna. Perceba o joelho esquerdo e se há áreas de conforto ou desconforto. Caso haja desconforto, identifique exatamente onde está. Sinta os detalhes desse desconforto. Continue respirando. Direcione sua atenção para a coxa esquerda, da altura do joelho até o quadril esquerdo. Respire e sinta. Perceba a coxa esquerda em toda a sua extensão, tanto interna quanto externamente, nas laterais e na parte frontal e posterior.

Agora, leve sua atenção para o pé direito. Perceba a sola do pé direito, os dedos, o dorso e as laterais do pé. Qual é a sensação em seu pé direito? Está confortável ou desconfortável? Em seguida, leve sua atenção para a perna direita, do tornozelo até o joelho direito. Respire e perceba a parte externa e interna da perna, a frente, as laterais e a batata da perna. Perceba o joelho direito e se há áreas de conforto ou desconforto. Identifique exatamente onde está qualquer desconforto e sinta os detalhes. Continue respirando. Direcione sua atenção para a coxa direita, da altura do joelho até o quadril direito. Respire e sinta. Perceba a coxa direita em toda a sua extensão. Agora, leve a atenção para o quadril. Respire e, a cada expiração, solte toda a área que envolve o quadril. Sinta os ossos da bacia e os músculos ao redor. Perceba seu órgão genital e procure localizar áreas de dor e desconforto, bem como as áreas confortáveis. Como sente os músculos do bumbum? Respire e perceba.

Agora, direcione sua atenção para as costas, da parte inferior até a base do pescoço. Procure perceber áreas de tensão ou desconforto em suas costas. Tente também identificar as áreas que estão confortáveis. Valorize essas áreas em sua consciência. Direcione a atenção para a região do abdômen. Respire e perceba toda a sua extensão, as laterais, a região peitoral e os ombros. Sinta todo o seu tronco, a parte frontal, que inclui o peito e o abdômen, e a parte de trás. Sinta e busque localizar eventuais áreas confortáveis e desconfortáveis. Perceba as áreas laterais do corpo, das axilas até o quadril. Sinta a parte interna do tronco. Respire.

Leve agora a sua atenção para o ombro esquerdo. Perceba as áreas internas e externas. Estenda essa percepção até o cotovelo esquerdo. Sinta as áreas externas e internas do seu braço esquerdo. Procure detectar eventuais desconfortos e aguce também a percepção das áreas confortáveis. Faça o mesmo em relação ao seu antebraço esquerdo, que vai do cotovelo até a mão esquerda. Respire e amplie a percepção desse antebraço. Agora sinta a mão esquerda. Procure se deter desde o punho esquerdo até a ponta de todos os dedos de sua mão esquerda. Perceba os ossos e as partes macias da mão, a parte interna e externa. Respire e identifique as áreas de maciez da sua mão esquerda. Descanse.

Agora, leve toda a sua atenção para o ombro direito. Perceba as áreas internas e externas. Estenda essa percepção até o cotovelo direito. Sinta as áreas externas e internas do seu braço direito. Procure detectar eventuais desconfortos e aguce também a percepção das áreas confortáveis. Faça o mesmo em relação ao seu antebraço direito, que vai do cotovelo até a mão direita. Respire e amplie a percepção desse antebraço. Agora sinta a sua mão direita. Procure se deter desde o punho direito até a ponta de todos os dedos de sua mão direita. Perceba os ossos e as partes macias da mão, a parte interna e externa. Respire e identifique áreas de maciez da sua mão direita.

Novamente, leve a atenção para os dois ombros e o peito. A partir daí, conduza a atenção ao pescoço, até atingir a base da cabeça. Respire e sinta. Como você sente a junção do tronco com o pescoço? E como percebe todo o pescoço: a parte interna, a parte externa, as laterais, a região da frente e de trás? Há conforto? Há desconforto? Qual a informação que recebe do seu pescoço? Respire.

Leve agora a atenção para a nuca. E da nuca para toda a extensão do couro cabeludo, até atingir a testa. Perceba essa área com atenção. Respire. Perceba agora a parte lateral da cabeça, incluindo as orelhas. Como percebe sua orelha esquerda? E a orelha direita? Sinta as têmporas de ambos os lados e as bochechas. Respire. Como percebe suas sobrancelhas? Sinta seus olhos, a região entre os olhos e dentro deles. Como sente suas pálpebras? Respire. Como sente do topo do nariz até a sua base, incluindo as laterais? Respire. Como sente os lábios? Como percebe o lábio superior e o lábio inferior? E o queixo? Sinta a região do queixo até toda a extensão da parte da frente do seu pescoço. Respire. Detenha-se em todo o seu rosto.

Leve a atenção agora para a parte interna da cabeça. Comece percebendo a língua, o céu da boca e o assoalho da boca. Perceba! Você consegue ter alguma percepção de dentro do seu cérebro? Leve agora toda a atenção para todo o seu corpo. Como o chão ou o colchonete em que você está deitado o recebe? Há partes do seu corpo que ficam suspensas e não apoiam totalmente no chão? Será que há tensões ou contrações que impedem o corpo de se espalhar pelo solo? Observe isso.

Agora, procure notar os pequenos movimentos que ocorrem naturalmente no seu corpo. Quando você respira, que movimentos internos você nota? E os batimentos cardíacos? A sutileza do movimento reverbera para outras áreas além do coração? Você nota os pequenos movimentos que ocorrem no seu estômago e nos intestinos, os movimentos que acontecem sem que você dê o comando para que sejam realizados? Que outros movimentos você nota no seu corpo que não são provocados por você? Respire e perceba. Consegue notar a sutileza do movimento da circulação que envolve todo o seu corpo, da cabeça até os pés? Repouse no deleite dessa percepção o tempo que achar suficiente.

Aos poucos, devagar, movimente mãos e pés, espreguice-se da forma que seu corpo pedir. Vire para um dos lados, sente-se, recorra ao Mapa Corporal, que se encontra nos anexos deste livro, e registre suas percepções corporais.

INVESTIGANDO OS MOVIMENTOS SUTIS

Se possível, tente fazer essa prática na sequência da anterior.

Deite-se de barriga para cima. Respire profundamente e, ao soltar o ar, deixe seu corpo se espalhar pelo chão ou colchonete. Por alguns instantes, observe seu ritmo respiratório e as sensações do seu corpo. Mantenha os braços ao lado do corpo, com a palma das mãos voltadas para baixo. Respire e, aos poucos, deslize as pontas dos dedos de ambas as mãos pelo colchonete ou pela superfície em que está deitado, abrindo e fechando as mãos. Deslize os dedos com muita suavidade. Ao mesmo tempo, faça movimentos circulares com os pés, dez vezes em cada direção. Pare o movimento. Respire. Agora, flexione as pernas e deposite o peso do corpo sobre os braços, mãos e pés. Realize um movimento de báscula com a bacia, levantando-a de baixo para cima (figura 10.2), mas sem erguê-la totalmente do colchonete. Depois, posicione os braços em formato de U ao lado da cabeça (figura 10.3).

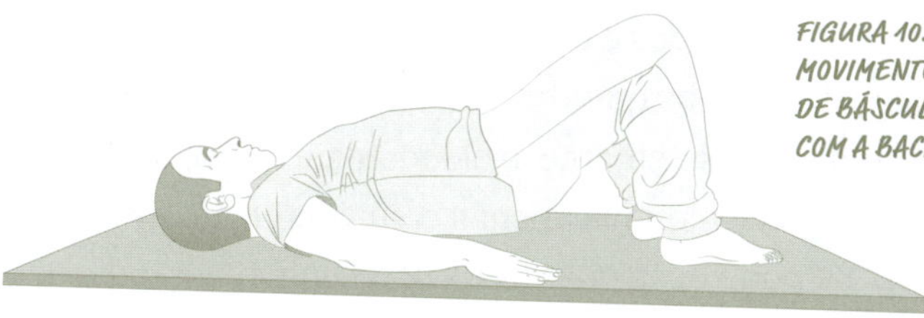

FIGURA 10.2. MOVIMENTO DE BÁSCULA COM A BACIA.

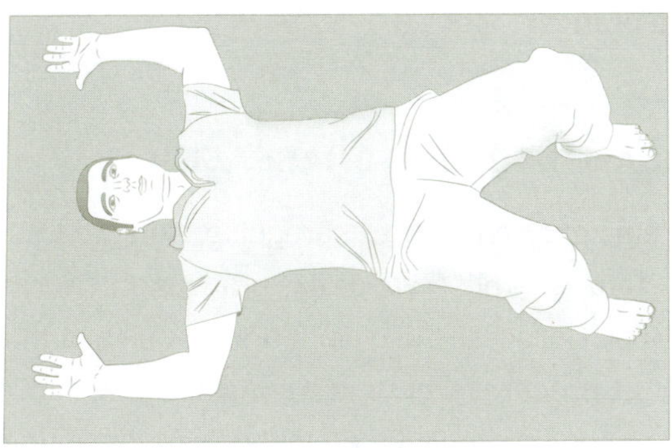

FIGURA 10.3. BRAÇOS EM FORMATO DE U AO LADO DA CABEÇA.

Continue movimentando a bacia: ao levantá-la, escorregue os braços para cima, estendendo-os; ao encostar novamente a bacia no colchonete, escorregue os braços para baixo até que fiquem novamente na forma de U. Faça esse movimento de escorregar os braços para cima e para baixo dez vezes. Agora, pare de movimentar a bacia e os braços. Coloque sua mão direita sobre o cotovelo esquerdo e sua mão esquerda sobre o cotovelo direito. Com os braços levantados em direção ao teto, e a mão de cada lado apoiada no cotovelo do lado oposto, mova-os em círculo, dez vezes em cada direção. Ao mesmo tempo, mova suas pernas, que continuam flexionadas, para direita e para esquerda. Pare os movimentos, estenda as pernas e posicione os braços ao longo do corpo. Perceba seu corpo e sinta como é movê-lo com suavidade e com os pensamentos acompanhando cada ato.

Prática 3: Alongamentos e automassagem

Nesta sessão, você é convidado a colocar intenção na amplitude do corpo. Queremos que você perceba que alongar ajuda no ganho de relaxamento. No entanto, o alongamento deve ser realizado com cautela, ou seja, alongue apenas o suficiente, dentro do seu limite. Exceder-se pode ocasionar frouxidão ligamentar, o que não é nada bom para a saúde. Procure manter os pensamentos e a respiração presentes na prática.

ESPREGUIÇAMENTO E AUTOMASSAGEM

Deite-se em um colchonete e espreguice, alongando-se com base nos encurtamentos observados nas práticas anteriores e registrados no Mapa Corporal. Caso sinta dor ou que alguma parte está muito tensa, procure fazer uma automassagem, com as mãos ou com a ajuda de uma bolinha de tênis. O importante é relaxar os pontos de tensão. Mantenha suavidade e firmeza em suas mãos, de forma que seu toque seja ao mesmo tempo gentil e eficiente para eliminar as tensões.

EXERCÍCIO DO GATO

Ajoelhe-se e depois apoie as mãos no colchonete, entrando na posição de quatro apoios, ou na postura do gato (figura 10.4). Agora, tente separar suas costas em três partes: parte superior, parte do meio e parte de baixo. Erga e abaixe apenas a parte do meio, no ritmo da respiração. Ao inspirar, abaixe essa parte; ao expirar, erga-a. Faça isso pelo menos dez vezes. Agora, mova apenas a parte de baixo de suas costas. Ao inspirar, arrebite o bumbum, e ao expirar, retraia o bumbum. Faça isso também pelo menos dez vezes. Agora, faça o mesmo com a parte superior de suas costas, na área que compreende as escápulas. Ao expirar, erga essa área, afastando as escápulas entre si, e, ao inspirar, abaixe-a, aproximando as escápulas. Faça isso pelo menos dez vezes. Repita essa sequência três vezes antes de passar ao exercício seguinte.

FIGURA 10.4. POSIÇÃO DE QUATRO APOIOS, OU POSTURA DO GATO.

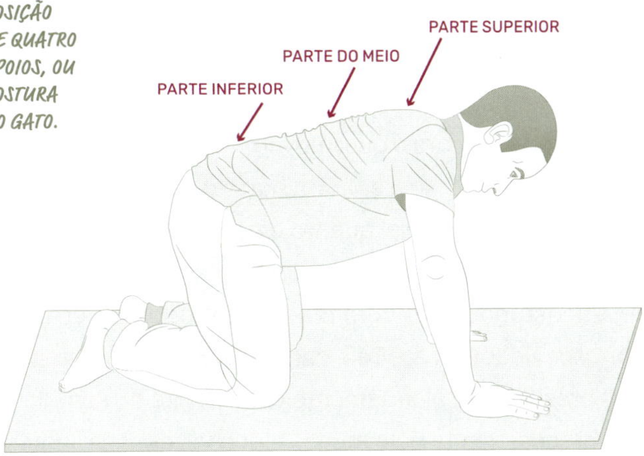

ROLAMENTO LATERAL DO CORPO

Deite-se de lado com os joelhos levemente flexionados. Os braços devem ficar estendidos à frente do corpo. Lentamente e dentro do seu limite, abra o braço que está por cima, levando-o para trás, abrindo o peito, e mantendo as pernas imóveis, sentindo o alongamento dos músculos peitorais e da região lombar (figura 10.5).

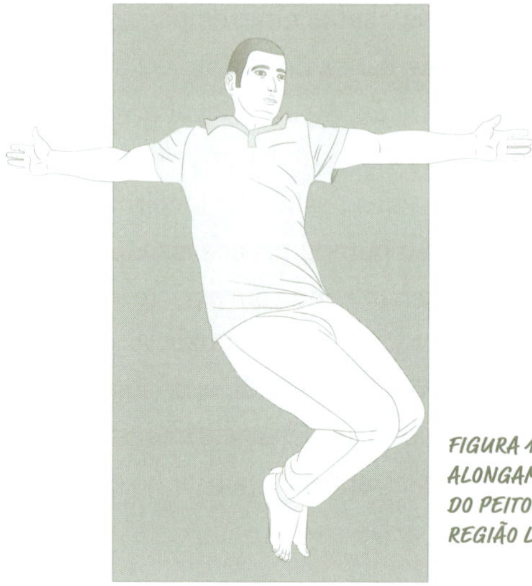

FIGURA 10.5. ALONGAMENTO DO PEITORAL E DA REGIÃO LOMBAR.

Mantendo os pés no colchonete, leve a perna que está em cima para o mesmo lado para o qual moveu o braço, observando o alongamento do peitoral. Agora, leve a outra perna, observando tanto o alongamento do peitoral quanto o das costas. Em seguida, leve o braço que estava originalmente por baixo ao encontro do outro braço, encostando mão com mão. Faça todos esses movimentos com suavidade e respire a cada movimento, atentando-se às partes "presas" e ao alongamento delas. Volte no sentido inverso com os braços. Repita pelo menos cinco vezes essa sequência de exercícios.

AUTOMASSAGEM E ALONGAMENTO DOS GLÚTEOS E ISQUIOTIBIAIS

Sente-se no colchonete com as pernas cruzadas e lentamente gire o tronco. Faça isso algumas vezes, indo em ambas as direções, respirando e observando as sensações do corpo. Deixe seus pensamentos acompanharem o que seu corpo está fazendo. Ainda sentado, estenda as pernas e, com a ajuda de uma bola de tênis, faça uma automassagem nos glúteos: sente-se sobre a bola de tênis com um dos lados do bumbum e massageie-o, relaxando os músculos glúteos desse lado. Retire a bola de tênis e mantenha a perna do lado trabalhado estendida enquanto flexiona a outra. Aos poucos, leve a cabeça em direção ao pé da perna estendida (figura 10.6). Você vai sentir o alongamento dos músculos de trás da coxa (isquiotibiais). Com a ajuda das mãos, realize uma automassagem neles. Pare, afaste as mãos da perna e comece a girar o ombro para o mesmo lado da perna que foi alongada. Ao mesmo tempo que gira o ombro, gire o pé deste mesmo lado. Repita esse alongamento duas vezes. Faça o mesmo do outro lado.

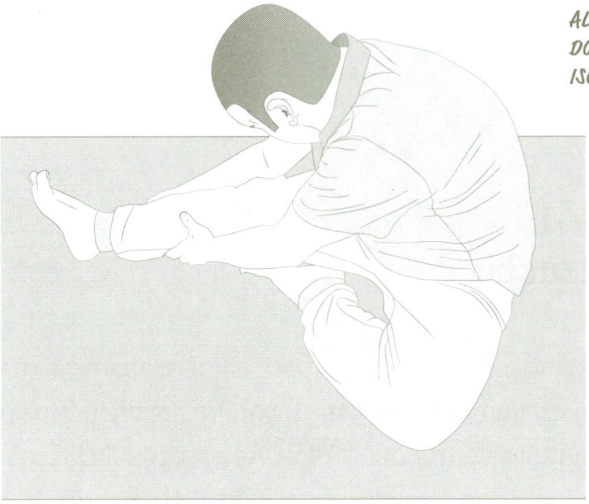

FIGURA 10.6. ALONGAMENTO DOS ISQUIOTIBIAIS.

MASSAGEM NA COLUNA COM DUAS BOLAS DE TÊNIS

Deite-se de costas no colchonete e tenha consigo duas bolas de tênis. Disponha-as abaixo das costas, na região lombar, próximas uma da outra. Mantenha os joelhos flexionados e os pés apoiados no chão e lentamente mova as pernas para direita e para a esquerda. Respire. Aos poucos, vá deslocando as bolinhas para cima ou desça o corpo para que elas se posicionem alguns centímetros para cima. Faça isso até que atinjam a região das escápulas. Com os joelhos ainda flexionados, mova os braços em círculos com as mãos justapostas (figura 10.7). Continue subindo as bolinhas enquanto movimenta os braços com as mãos unidas, até atingir o topo da torácica (ou a região antes de começar o pescoço). Repita esse exercício pelo menos quatro vezes.

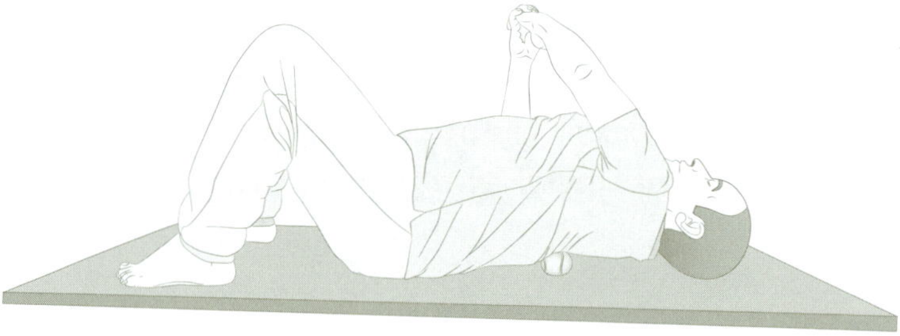

FIGURA 10.7. MOVIMENTO CIRCULAR COM OS BRAÇOS PARA MASSAGEAR A COLUNA COM A AJUDA DE BOLINHAS DE TÊNIS.

Prática 4: Visualização

Assim como guiamos o corpo para obter relaxamento físico, podemos fazer o mesmo com o sistema mental, direcionando os pensamentos com o intuito de tranquilizá-los. As práticas de visualização não têm a função de gerar novas crenças ou ideias sobre si mesmo, mas de fazer com que os pensamentos deixem de ser aleatórios e passem a obedecer a um comando – ao seu comando. Quanto mais relaxado estiver o corpo, mais fácil será se concentrar nos pensamentos.

O ato de imaginar deve ser compreendido como uma ferramenta, cuja intenção é trazer concentração para a obtenção de um corpo saudável. Assim, ao visualizar algo, direcionamos nossa real intenção ao que desejamos, que, no caso dos exercícios a seguir, é tranquilidade mental e emocional. Faremos duas práticas com esse fim.

VISUALIZAÇÃO DO POTE E ESVAZIAMENTO DA MENTE

O objetivo dessa prática é esvaziar e relaxar a mente. Para isso, usaremos a visualização criativa.

Sente-se confortavelmente, de forma que sua coluna esteja ereta e você não precise se atentar a nada além de seu corpo e pensamentos. Progressivamente, desconecte-se de qualquer distração externa. Feche os olhos e visualize um pote à sua frente. Respire profundamente e concentre-se apenas nos pensamentos que surgirem neste momento de silêncio e foco em si mesmo. Ao soltar o ar, procure esvaziar-se de todas as preocupações que possam surgir. Se surgir algum pensamento desconfortável durante essa meditação, imagine-o sendo depositado no pote imaginário. Sinta seu corpo ficando leve, relaxado. A cada pensamento que você visualizar sendo colocado no pote, seu corpo se torna mais leve. Deixe no pote tudo o que pesa. Mantenha uma respiração lenta e profunda. Continue observando seus pensamentos. Observe o peso de cada um. Se o peso estiver além do que você pode suportar, simplesmente deixe-os no pote. Sinta seu corpo.

MEDITAÇÃO DO SILÊNCIO

Ouça em silêncio os sons ao seu redor. Escute com atenção e busque o silêncio. Ao ouvir qualquer ruído, concentre-se no intervalo entre um som e outro, buscando o silêncio. Mesmo diante de pequenos barulhos, busque o espaço entre eles e sintonize-se com o seu silêncio interior. Concentre-se exclusivamente em encontrar o silêncio. Faça isso por 10 minutos.

CAPÍTULO 11

RESPIRAÇÃO NATURAL E VITALIDADE

"Eu me doo com minha expiração e trago o mundo para dentro de mim com a inspiração."

(Pensamento chinês)

Se observarmos a respiração de um bebê ou de uma criança de pouca idade, notaremos, além do ritmo, muita fluidez nos movimentos das costelas, do abdômen e do peito durante o ato respiratório. Esse é um modo de respirar sem bloqueios, ao qual um adulto, muitas vezes suscetível a uma vida preocupada ou agitada, dificilmente retorna. Podemos definir essa maneira de respirar como respiração natural.

Dennis Lewis, autor do livro *O Tao da respiração natural*, afirma: "De acordo com minha experiência, a respiração natural *é em si mesma* uma forma potente de cura".[1] Segundo Lewis, ao nos debruçarmos sobre algumas perspectivas e práticas fundamentais, podemos, através de um aumento da conscientização, ver e transformar os obstáculos que impedem que ela se manifeste na nossa vida.

[1] LEWIS, Dennis. **O Tao da respiração natural**: para a saúde, o bem-estar e o crescimento interior. São Paulo: Pensamento, 2003, p. 20.

Embora possa parecer um assunto de pouca importância, é importante constatar que o padrão respiratório pode ser voltado simplesmente para a sobrevivência ou pode servir ao indivíduo de maneira mais ampla, proporcionando bem-estar e energia revitalizante para o corpo-mente.

A maneira de respirar está intimamente ligada ao estilo de vida de uma pessoa. A fisiologia do sistema nervoso autônomo (SNA) explica isso. Como já discutido, o SNA se divide em sistema parassimpático, simpático e entérico. A respiração associada ao sistema parassimpático ocorre de maneira profunda, lenta e pausada, favorecendo o bem-estar e a calma. Isso se deve ao estímulo do nervo vago e ao reflexo de Hering-Breuer durante a respiração e faz com que hormônios calmantes, como a acetilcolina, sejam liberados. Além da consciência respiratória e de exercícios de respiração, a prática da meditação favorece a diminuição da frequência respiratória.

Já a respiração que envolve o sistema nervoso simpático é curta, rápida e superficial. Esse tipo de respiração está associado a comportamentos de defesa ou fuga, como quando estamos com medo. As atitudes de coragem e confiança também requerem uma ativação mais intensa desse sistema, mas é importante que ele esteja em equilíbrio com o sistema parassimpático.

Ao trazer consciência para a respiração, trabalhamos a capacidade de não reagir automaticamente e estimulamos a percepção sobre o nosso próprio corpo, o que inclui o estado de contração ou relaxamento muscular. Isso nos permite agir a partir de um estado de serenidade e consciência, algo que pode ser treinado. A prática respiratória aqui proposta visa ampliar essa consciência respiratória no dia a dia.

A forma como respiramos também influencia nossa estrutura corporal. Por exemplo, uma respiração curta e superficial movimenta mais a região peitoral e menos a parte inferior da caixa torácica. Esse padrão respiratório é aprendido e armazenado como memória muscular. Essa condição muscular, ao perpetuar um padrão respiratório insatisfatório, torna-se um obstáculo para uma respiração adequada. Mesmo que a pessoa se lembre de respirar mais profundamente por alguns segundos, no cotidiano ela tende a voltar ao padrão respiratório curto. Daí a importância de trabalhar a respiração junto com os movimentos do corpo, a fim de expandir todos os músculos responsáveis por ela e torná-la completa e profunda. Esses ajustes corporais promovem um novo padrão muscular, o que resulta em mais energia. Para transformar o corpo, nada melhor do que a prática de movimentos conscientes.

Emoções negativas, como medo e ansiedade, estão associadas a um padrão corporal de respiração curta. Portanto, mesmo que seja difícil mudar a emoção inicialmente, estimular uma mudança na respiração pode facilitar uma mudança subsequente nessas emoções.

No início, é necessário estar atento aos velhos padrões de tensão que tendem a causar o encurtamento da respiração, pois esses aspectos atuam como complexos autônomos que resistem à transformação. Ao estimular uma respiração natural, tendemos a nos sentir mais livres e a adotar uma postura menos defensiva. Isso ajuda a reduzir os processos de somatização, uma vez que as contrações corporais desnecessárias são amenizadas.

É fundamental, portanto, em primeiro lugar, compreender de que forma a maneira de respirar está influenciando seu estilo de vida e vice-versa. Procure observar seus hábitos respiratórios. Isso implica não apenas saber lidar com os efeitos do estresse, mas também cuidar do corpo-mente, fortalecendo-o para que se torne resiliente e capaz de lidar com os desafios cotidianos.

Ao praticar a respiração consciente, não se deve esperar resultados imediatos na maneira de respirar. As práticas dessa etapa da jornada da proatividade corporal devem ser iniciadas gradualmente, sem forçar, à medida que as tensões e condições corporais, mentais e emocionais melhorem. Elas estão profundamente ligadas aos aspectos físicos do corpo, mas também aos mentais, como mencionado anteriormente.

Aqui partimos do entendimento de que há um processo, um passo a passo para regularizar e melhorar a qualidade da respiração:

1. Perceber o corpo enquanto respira.
2. Perceber a própria respiração.
3. Facilitar a mecânica respiratória.
4. Realizar exercícios respiratórios leves, sem forçar.
5. Meditar com foco na respiração.

Quando solicitado para respirar, faça-o apenas pelo nariz. Agora, vamos à prática.

Prática 1: Percebendo o corpo enquanto respira

Esta prática visa aumentar a consciência sobre sua mecânica corporal durante a respiração.

Deite-se confortavelmente ou sente-se em uma cadeira com as costas eretas e as mãos sobre as coxas. Como você está respirando agora? Observe se essa simples pergunta faz com que você inspire mais rápido ou mais devagar do que o habitual. Quão naturalmente você sente o ar entrando pelas narinas e indo até os pulmões? É fácil perceber isso? Quais movimentos você observa em seu corpo enquanto respira? O peito se move? A barriga se movimenta? Há movimentos nas costelas? Para facilitar essa consciência, coloque uma mão sobre a barriga e a outra sobre o peito. Assim fica mais fácil perceber o movimento do abdômen e do peito? Apenas sinta. Com ambas as mãos, massageie o abdômen com movimentos circulares. Pare e abaixe as mãos. Ficou mais fácil sentir o movimento proveniente da respiração? Sem tentar controlar o ritmo respiratório, apenas observe com que naturalidade o ar entra e sai dos pulmões.

Prática 2:
Percebendo a própria respiração

Coloque uma das mãos confortavelmente sobre a coxa ou no colchonete, se estiver deitado. Movimente o dedo indicador no mesmo ritmo respiratório: ao inspirar, levante o dedo; ao expirar, abaixe-o. Mova apenas o dedo. Levante-o ao inspirar e abaixe-o ao expirar. Dessa forma, você está combinando o movimento voluntário do dedo, que requer comando consciente, com o movimento involuntário da respiração. Isso proporciona uma maior consciência sobre o seu ritmo respiratório. Não tente mudar a forma como respira. Apenas observe! Pare de movimentar o dedo e perceba se o processo da respiração está mais consciente.

Prática 3:
Facilitando a mecânica da respiração

Antes de nos concentrarmos nos exercícios respiratórios propriamente ditos, é importante criar condições para que nosso corpo respire adequadamente. Isso não se limita aos pulmões, pois qualquer tensão localizada em qualquer parte do corpo pode contribuir para dificultar a respiração – afinal, o corpo é uma entidade interligada. Vamos trabalhar apenas um lado do corpo, com relaxamento e alongamento.

Deite-se de lado, com o lado esquerdo para cima. Massageie suavemente ao redor da clavícula esquerda por alguns minutos.

Levante o braço esquerdo e estenda-o acima da cabeça. Com a mão direita, dê tapinhas nas costelas do lado esquerdo. Em seguida, alongue o braço esquerdo puxando-o suavemente com a mão direita (figura 11.1). Repita esse exercício mais duas vezes: inspire e, ao expirar, puxe o braço.

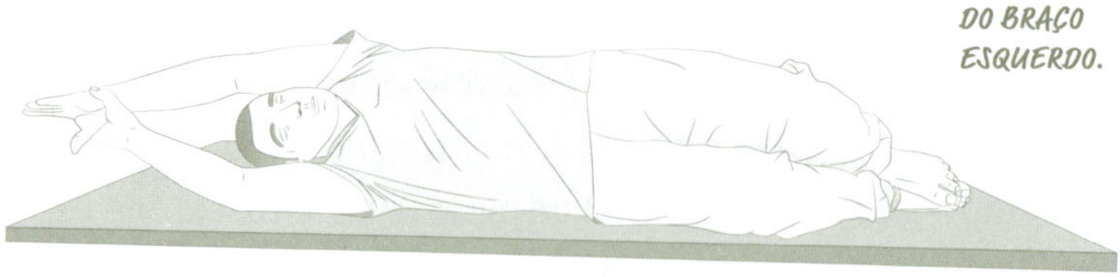

FIGURA 11.1. ALONGAMENTO DO BRAÇO ESQUERDO.

Agora, deite-se de costas com as pernas estendidas. Eleve os braços acima da cabeça e apoie-os no chão. Flexione a perna esquerda e novamente segure o pulso esquerdo com a mão direita. Inspire e, ao expirar, puxe o braço esquerdo para alongá-lo. Repita mais duas vezes: inspire e, ao expirar, alongue o braço. Pare e abaixe os braços.

Ainda com a perna direita estendida e a esquerda flexionada, segure o joelho esquerdo com ambas as mãos. Inspire e, ao expirar, puxe-o em direção ao peito. Na inspiração, volte a apoiar o pé esquerdo no chão. Repita mais duas vezes, acompanhando o ritmo da respiração. Depois, mantendo a perna esquerda flexionada, inspirando, leve o joelho esquerdo para a direita com a mão direita, realizando um movimento de adução. Ao expirar, mantenha a posição das pernas e leve o braço esquerdo para o lado esquerdo do corpo, alongando-o (figura 11.2).

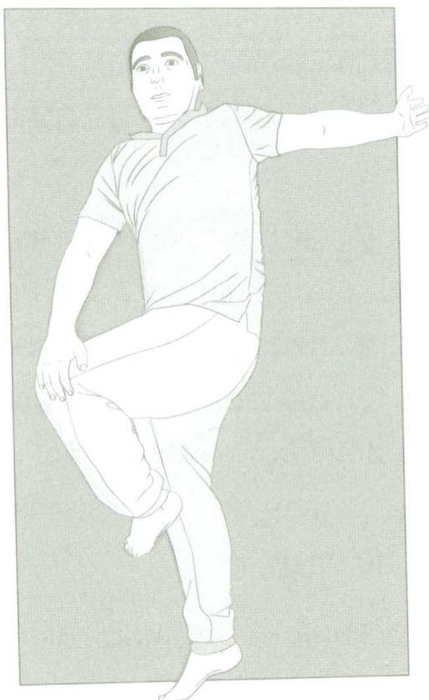

FIGURA 11.2. ALONGAMENTO CRUZADO ENVOLVENDO PERNA E BRAÇO.

Nessa posição, respire normalmente e, com a mão direita, massageie os músculos peitorais do lado esquerdo. Relaxe pernas e braços, voltando a estender as pernas e a posicionar os braços ao longo do corpo. Flexione o joelho direito, mantendo o pé apoiado no chão, e passe o pé esquerdo embaixo da perna direita. Estenda o braço esquerdo acima da cabeça, flexionando o cotovelo e apoiando as costas da mão no chão, próximo ao topo da cabeça. Inspire e, ao expirar, segure e puxe o pé esquerdo com a mão direita, deslizando ao mesmo tempo a mão esquerda para o lado direito, alongando toda a lateral esquerda do corpo (figura 11.3). Relaxe. Repita mais duas vezes, acompanhando o ritmo da respiração.

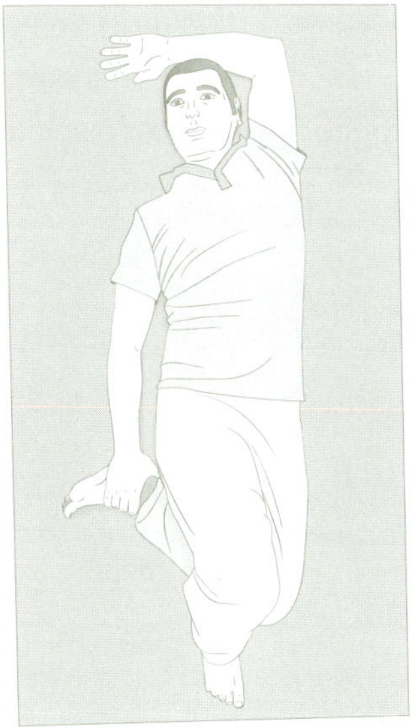

FIGURA 11.3. ALONGAMENTO DA LATERAL ESQUERDA DO CORPO.

Volte a estender as pernas e a dispor os braços ao longo do corpo. Respire profundamente e deite-se com o lado esquerdo do corpo para cima. Pegue uma almofada pequena e coloque-a sob o lado direito do corpo, posicionando-a nas costelas inferiores. Massageie as costelas do lado esquerdo (figura 11.4). Respire profundamente. Pare e remova a almofada.

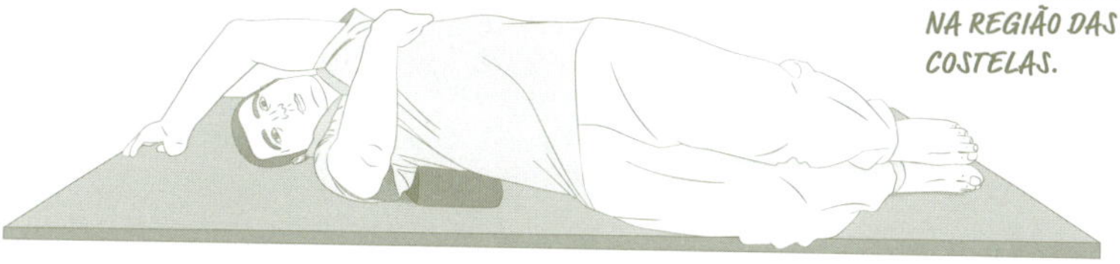

FIGURA 11.4. AUTOMASSAGEM NA REGIÃO DAS COSTELAS.

Vire-se para o lado esquerdo e apoie a cabeça sobre o braço esquerdo, que estará estendido. Com a mão direita apoiada no chão à frente do corpo, role algumas vezes para a frente e para trás, massageando toda a lateral esquerda do corpo, principalmente as costelas.

Deite-se de costas e comece a massagear o peitoral esquerdo com a mão direita. Continue massageando toda a lateral esquerda do tronco até alcançar as últimas costelas (figura 11.5).

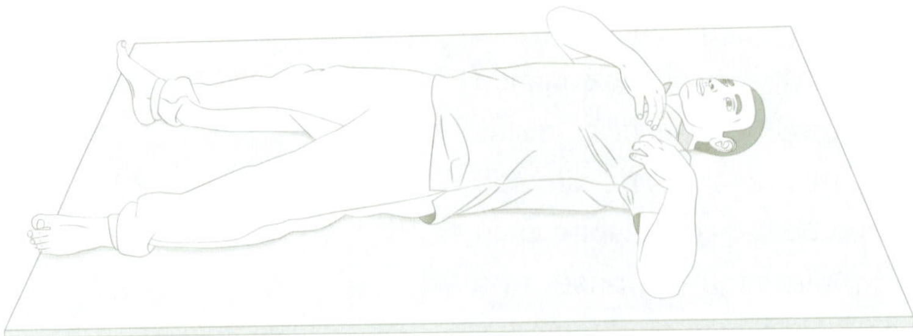

FIGURA 11.5. AUTOMASSAGEM NA LATERAL ESQUERDA DO TRONCO.

Agora, coloque ambas as mãos sobre o peito e simplesmente sinta o ritmo respiratório nos pulmões. Note como a respiração movimenta suas mãos e compare o lado direito com o lado esquerdo do seu corpo. Observe se há diferença entre os lados e se o relaxamento nessas áreas aumentou. Em seguida, posicione os braços ao longo do corpo e perceba o fluxo respiratório de forma diferente nos pulmões, identificando as mudanças após os exercícios e o lado que manteve o padrão anterior.

Essa sequência de exercícios visa relaxar e alongar os músculos, preparando o corpo para uma respiração mais livre e eficiente. Repita-a por completo do outro lado para que todo o seu corpo receba os mesmos benefícios. Refaça a gravação dos exercícios substituindo o lado esquerdo pelo lado direito.

Prática 4: Exercícios respiratórios leves, sem forçar

Após trabalhar na melhora da mecânica respiratória para minimizar ou eliminar os bloqueios para uma respiração livre, é hora de realizar alguns exercícios respiratórios. Mais importante do que simplesmente realizá-los com o foco no nariz, que puxa o ar, devemos ampliar a consciência de como o ar entra e sai do organismo. Não force e mantenha a consciência dos movimentos provocados no corpo pela respiração. Aqui, três aspectos da respiração precisam estar na consciência do praticante: ela deve ser lenta, profunda e contínua.

EXERCÍCIO 1

Sente-se confortavelmente em uma cadeira ou no chão sobre uma almofada. Mantenha a coluna ereta, mas não rígida. Por alguns minutos, observe o ar que entra e sai pelas narinas, prestando atenção à temperatura do ar, aos movimentos dos pelos e à passagem do ar por todas as partes das narinas. Faça isso por pelo menos 2 minutos. Em seguida, leve sua atenção para as costelas, que se elevam com a inspiração e se abaixam com a expiração. Perceba também o movimento no peito e sinta o corpo se movimentar com o ritmo da respiração. Faça isso por pelo menos 5 a 10 minutos. Depois, volte a perceber a entrada do ar pelas narinas e ao mesmo tempo o movimento que esse mesmo ar provoca em seu tórax. Permaneça nessa prática por mais alguns minutos.

EXERCÍCIO 2

Com os olhos fechados, respire de forma concentrada, contando mentalmente enquanto respira pelo nariz. Inspire enquanto conta: 1, 2, 3, 4. Pause e conte até 2. Em seguida, expire contando: 1, 2, 3, 4, 5, 6. Pause, contando até 2. Retome a inspiração: 1, 2, 3, 4. Pause, contando até 2. Expire: 1, 2, 3, 4, 5, 6. Agora inspire: 1, 2, 3, 4, 5. Pause: 1, 2. Expire: 1, 2, 3, 4, 5, 6, 7. Pause: 1, 2. Inspire: 1, 2, 3, 4, 5, 6. Pause: 1, 2. Expire: 1, 2, 3, 4, 5, 6, 7, 8. Pause. Inspire. Continue esse ciclo por pelo menos 15 minutos, priorizando um tempo maior para a expiração. Perceba se consegue ampliar ainda mais o tempo para as fases de inspiração e expiração ou simplesmente repita os mesmos tempos, considerando seus limites e conforto.

Prática 5: Meditação

MEDITAÇÃO DO SILÊNCIO COM FOCO NA RESPIRAÇÃO

Nesta prática, o objetivo é suspender qualquer tipo de percepção sensorial, concentrando-se no silêncio e na calma. A respiração tranquila e profunda ajudará a acalmar todo o sistema.

Sente-se confortavelmente, feche os olhos e relaxe todo o corpo, sentindo o apoio da cadeira ou poltrona. Visualize uma conexão harmoniosa entre seu corpo e o assento, facilitando o relaxamento. Progressivamente, direcione sua atenção para o silêncio ao seu redor. Ao surgir qualquer pensamento, simplesmente concentre-se na sua respiração, levando a atenção para o ritmo respiratório e para o movimento do corpo provocado pela respiração. Pratique por 10 minutos, aumentando gradualmente esse tempo à medida que avança na prática.

MEDITAÇÃO DA RESPIRAÇÃO RISONHA

Esta meditação é inspirada nas tradições taoístas que empregam o "sorriso interior". Vamos respirar, esboçar um sorriso e visualizá-lo se expandindo para cada célula do nosso corpo, pois mesmo um sorriso idealizado relaxa a fisionomia e promove sensações agradáveis ao corpo.

Sente-se confortavelmente, feche os olhos e permaneça em silêncio por alguns minutos. Observe seu corpo e identifique possíveis áreas de tensão, procurando relaxá-las. Ao notar qualquer tensão, permita-se sorrir, deixando que essa sensação dissolva as tensões musculares. Visualize esse sorriso alcançando os músculos tensos, relaxando-os gradualmente. Faça isso por alguns minutos, explorando cada parte do corpo. Se estiver com algum ponto dolorido ou que apresente algum desconforto físico, leve a atenção para essa área com um simples sorriso. Em seguida, direcione a atenção para os olhos, que continuam fechados, movendo suavemente os globos oculares em círculos, indo numa direção e depois na outra, enquanto sorri para eles. Sorria também para o coração, sincronizando seu sorriso com seus batimentos. Repita esse processo para o estômago: perceba seus movimentos e sua localização e, então, simplesmente sorria para ele. Visualize o fígado e sorria para ele. Faça assim com o intestino e toda a região do abdômen; perceba e sorria para essa parte do corpo. Caso perceba algum outro órgão que esteja necessitando de suporte ou atenção, imagine-o enquanto sorri. Concentre-se nas áreas que necessitam de mais atenção, sorrindo e respirando profundamente. Pratique por 20 a 30 minutos, aumentando gradualmente o tempo conforme se sentir confortável.

CAPÍTULO 12

CONSCIÊNCIA DE ESPAÇO NO CORPO-MENTE

"Entre um estímulo e uma resposta, há um espaço. Nesse espaço está a nossa liberdade e o nosso poder para escolhermos a nossa resposta."

(citação atribuída a Victor Frankl)

Nesta etapa da jornada da proatividade corporal, avançamos significativamente no entendimento do corpo-mente. Neste momento, não apenas exploramos o desenvolvimento da consciência corporal, mas também a consciência dos espaços internos do corpo e da mente. A consciência pode ser comparada a uma luz que ilumina áreas antes adormecidas ou desconhecidas para nós. Esse processo se aprofunda à medida que aprendemos a direcionar nossa atenção e repetimos práticas para expandir essa consciência e clareza.

Os espaços corporais referem-se aos "intervalos" entre os tecidos e as estruturas do corpo, incluindo as articulações, que conectam os ossos e permitem os movimentos por meio de alavancas. Alavancas são estruturas rígidas capazes de girar em torno de um eixo sob a influência de forças. Os músculos aplicam uma força para mover os ossos ao redor desse eixo, gerando movimento, graças também ao espaço articular presente.

Quanto mais conscientes estamos da estrutura articular e de seu espaço livre, mais autonomia ganhamos para nos mover com fluidez e eficiência energética. Além de promover movimentos livres, essa consciência também auxilia na reestruturação anatômica do corpo, reduzindo dores decorrentes de encurtamentos musculares.

Do ponto de vista da mente, a atenção que direcionamos para os espaços do corpo físico abre caminho para a abstração dos espaços que há entre os pensamentos, facilitando a prática da meditação focada no vazio e o estado de paz que essa meditação proporciona.

Outro benefício de trabalhar a consciência dos espaços articulares é evitar a rigidez corporal. Tensões em uma articulação podem afetar outras, pois elas estão interligadas por músculos, tendões e fáscias. Ao liberar espaço em uma articulação, os benefícios se estendem às articulações conectadas.

Movimentos circulares, como os praticados no tai chi chuan e outras tradições corporais chinesas, combinam diferentes tipos de movimentos, liberando músculos e promovendo a fluidez nas articulações. Essas práticas neutralizam o excesso de movimentos unidimensionais do cotidiano, como flexionar e estender, tornando os movimentos mais eficientes e livres.

Introduzir movimentos circulares na rotina diária também promove relaxamento muscular, como mencionado anteriormente. Relaxar é criar espaços dentro e entre os tecidos do corpo, e isso nos reconecta a partes de nossa percepção corporal e a nós mesmos. Esses movimentos podem ser incorporados nas pausas durante o trabalho ou ao assistir televisão, por exemplo.

Quando falamos sobre articulações, é essencial abordar os alongamentos musculares, comumente utilizados para aumentar a amplitude articular. No entanto, na proposta aqui apresentada, os alongamentos por si só não são suficientes para esse fim, pois, embora necessários, muitas vezes alcançam apenas as camadas superficiais dos músculos. Para liberar as tensões musculares antes e depois de um programa de fortalecimento, podemos adotar práticas como automassagem e movimentos circulares. Os exercícios apresentados a seguir contemplam essa ideia. Esses exercícios buscam aprimorar a percepção e a conexão com os espaços internos do corpo, proporcionando benefícios tanto físicos quanto mentais. Pratique com atenção e cuidado, respeitando os limites do seu corpo.

FIQUE ATENTO

Como já mencionado, os alongamentos devem ser realizados apenas até o ponto necessário, evitando a hiperextensão, que pode levar à frouxidão ligamentar. Respeite o seu limiar de dor ao alongar os músculos.

Os exercícios adiante visam:

* Estabelecer a conexão entre os espaços internos do corpo.
* Melhorar a percepção do espaço externo.
* Meditar com foco na conexão com os espaços internos do corpo e nos espaços entre um pensamento e outro.

Exercícios para se conectar com os espaços internos do corpo

Uma prática eficaz para favorecer a conexão com espaços corporais é o treino de percepção dos espaços entre as vértebras da coluna. A coluna vertebral é um eixo que sustenta todo o corpo e, se mal posicionada, pode prejudicar não apenas a si mesma, mas também as estruturas conectadas a ela, como braços e pernas. As três práticas a seguir visam ampliar os espaços entre as vértebras da coluna.

PRÁTICA 1:
EXERCÍCIO DO ARCO ESPINHAL

Sente-se confortavelmente na ponta de uma cadeira ou de um banco, com os pés bem apoiados no chão. Certifique-se de que as articulações dos tornozelos, dos joelhos e do quadril estejam em um ângulo de 90°. Mantenha as mãos apoiadas sobre as coxas. Respire.

Nessa prática, iremos prestar maior atenção aos espaços do corpo enquanto realizamos os movimentos, com foco e atenção. Devagar, abaixe a cabeça e encoste o queixo no peito. Lentamente, incline a cabeça para baixo e preste bastante atenção aos espaços entre as vértebras. Deixe as mãos entre as pernas enquanto se inclina mais para a frente e para baixo, até encostar as mãos no chão, se puder chegar a esse alongamento. Com a coluna totalmente voltada para baixo, levante o bumbum da cadeira (figura 12.1).

FIGURA 12.1. TOMANDO CONSCIÊNCIA DO ESPAÇO ENTRE AS VÉRTEBRAS.

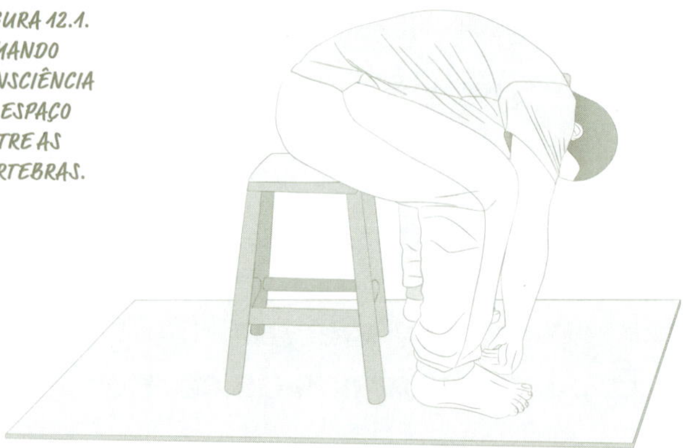

Fique nessa posição, inclinado para baixo, e lentamente mova os braços para os lados para alongar um pouco as laterais do tronco. Volte sua atenção para as vértebras da coluna, mais especificamente para os espaços que as separam. Respire e, devagar, vá desenrolando a coluna de volta, de baixo para cima, como se estivesse empilhando uma vértebra sobre a outra. Conforme vai encaixando as vértebras, exatamente como se empilhasse pratos, atente-se aos espaços entre elas. Ajuste vértebra por vértebra mantendo o queixo próximo ao peito - o queixo se afasta aos poucos, enquanto você volta a erguer a cabeça e fica de pé com a coluna ereta, na frente da cadeira.

Agora, mantenha as mãos nas laterais da cabeça, próximo às orelhas. Inspire e, ao expirar, puxe levemente a cabeça para cima com ambas as mãos. Respire. Repita esse exercício mais duas vezes. Inspire e, ao expirar, puxe levemente a cabeça para cima. Perceba que, ao realizar essa ação, as vértebras se alongam e ganha-se mais espaço entre elas. Respire.

Ainda de pé, novamente incline o queixo em direção ao peito, movendo a cabeça para frente e para baixo, enrolando vértebra por vértebra de cima para baixo, levando as mãos em direção ao chão. Sinta cada vértebra até a última, a do sacro. Respire. Certifique-se de estar próximo à cadeira e volte a se sentar lentamente na ponta dela, mantendo ainda os braços no chão. Respire. Lentamente, realinhe sua postura, empilhando cada vértebra uma sobre a outra, de baixo para cima, respirando. Sinta os espaços entre elas. Por último, realinhe sua cabeça. E, como fez anteriormente, segure-a pelas laterais, inspire e, ao expirar, puxe-a levemente para cima (figura 12.2).

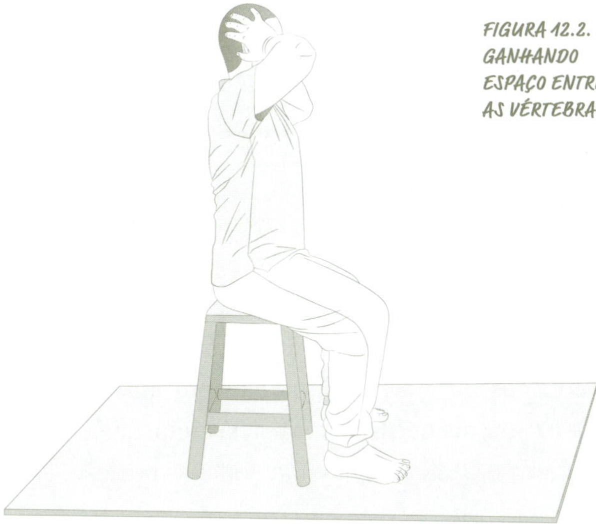

FIGURA 12.2. GANHANDO ESPAÇO ENTRE AS VÉRTEBRAS.

Repita essa ação mais duas vezes. Pare. Sinta a estabilidade do seu tronco na cadeira. Aos poucos, faça movimentos circulares com a cabeça, girando cinco vezes em uma direção e depois cinco vezes na outra. Enquanto faz esse movimento, perceba o espaço entre as vértebras do pescoço. Procure observar que parte dessa região pode estar impedindo a fluidez do movimento. Se encontrar algum ponto de tensão no pescoço, pare e automassageie-o. Respire.

Agora, posicione os braços ao longo do corpo, suspensos no ar, com as mãos para fora da cadeira. Lentamente, incline o tronco para o lado direito. Devagar, deixe que o peso da mão direita naturalmente leve todo o seu tronco para o lado direito (figura 12.3). Perceba o espaço que a inclinação lateral cria entre as vértebras – sinta esse espaço entre elas, de cima para baixo, e a inclinação.

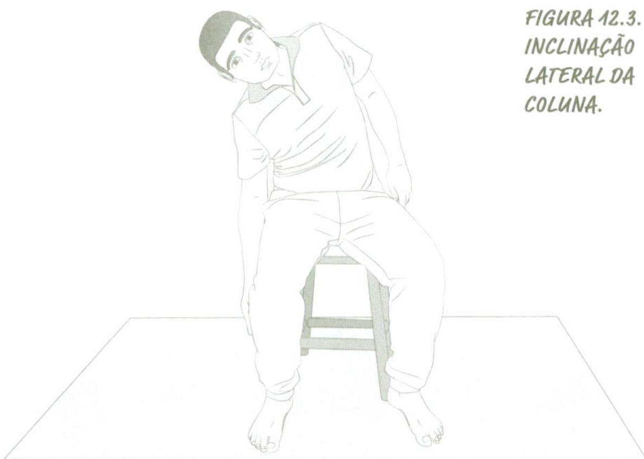

FIGURA 12.3. INCLINAÇÃO LATERAL DA COLUNA.

Quando chegar ao máximo de inclinação para o lado direito do tronco, pare e sinta novamente esta inclinação, percebendo mais uma vez os espaços entre as vértebras. Lentamente, procure realinhar sua postura com atenção total para os espaços entre vértebras, que novamente se ajustam uma sobre a outra, de baixo para cima, até que a coluna esteja ereta. Sinta esse alinhamento e perceba o conforto que é manter essa posição.

Agora, leve a atenção para a mão esquerda. Visualize a mão esquerda pesada, começando a puxar todo o tronco para a esquerda, incluindo a cabeça, que continua no prolongamento do pescoço. Observe o movimento de cada vértebra, de cima para baixo, até atingir a última vértebra sacral. Mesmo que não consiga sentir, tente visualizar as vértebras com serenidade e atenção. Respire. Sinta por alguns instantes o tronco inclinado para a esquerda. Aos poucos, comece a realinhar a postura, de baixo para cima, empilhando vértebra por vértebra. Sinta os espaços entre elas. Realinhe a cabeça e respire. Por alguns instantes, sinta a coluna. Respire e visualize o ar inspirado se deslocando para cada espaço que há entre as vértebras. Sinta! Repita a sequência desses movimentos mais duas vezes.

PRÁTICA 2:
MOVIMENTO INDIRETO SOBRE A COLUNA VERTEBRAL

Nesta prática, iremos trabalhar a mobilidade da coluna a partir dos braços e pernas. Talvez fique mais fácil observar a coluna após a prática anterior.

Em um colchonete nem tão duro nem tão macio, deite-se de barriga para cima. Primeiramente, sinta o contato do seu corpo com a superfície do colchonete. Respire e perceba. Se conseguir e for confortável, deixe a cabeça encostada diretamente no colchonete, sem travesseiro ou almofada. Respire e leve toda a sua atenção para a coluna. Respire e sinta cada vértebra, de cima para baixo. Sinta uma a uma e cada espaço entre elas. Respire.

Mantenha os braços ao longo do corpo. Flexione ambas as pernas, apoiando os pés no chão, e mova-as para a direita e para a esquerda, indo cinco vezes para cada direção. Sinta como está sua coluna lombar. Agora vamos movimentar a coluna a partir das pernas e dos braços. Inicialmente, mantenha as duas pernas flexionadas; em seguida, deslize os calcanhares, afastando-os do tronco e depois voltando a aproximá-los. Ao aproximar os pés, exerça força com os pés contra o chão e lentamente erga a bacia, no ritmo da respiração: inspirando, levante-a; expirando, abaixe-a e, logo em seguida, estenda as pernas. Volte a flexionar as pernas e, em seguida, erga novamente a bacia. Faça essa sequência de movimento mais duas vezes. Pare. Mova as pernas para a direita e para a esquerda e sinta como está a lombar. Compare com a primeira vez que fez esse movimento. Continue com as pernas flexionadas e leve a mão esquerda ao cotovelo direito e a mão direita ao cotovelo esquerdo, mantendo os braços erguidos acima do tronco, na altura do peito. Com os braços nessa posição, mova-os em círculos, cinco vezes em cada direção. Respire. Perceba como está a parte superior da coluna, da torácica até a cervical. Abaixe os braços e posicione-os ao lado da cabeça com o dorso das mãos para baixo e em forma de U (figura 12.4). Inspire e deslize os braços para cima, estendendo-os e afastando as mãos da cabeça. Expire e abaixe os braços novamente, voltando à forma de U. Repita mais quatro vezes esses exercícios no ritmo da respiração. Faça devagar e sinta toda a mobilidade dos braços e a repercussão na coluna.

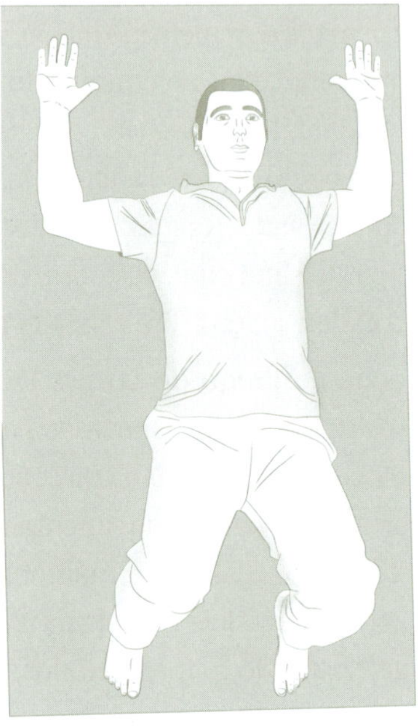

FIGURA 12.4. BRAÇOS EM FORMA DE U.

Ainda deitado, segure a cabeça próximo à nuca com ambas as mãos e mova-a em círculos, passivamente - deixe que suas mãos, que estão apoiadas na base do pescoço, na junção do pescoço com a cabeça, realizem esse movimento. Execute-o cinco vezes em uma direção e cinco vezes na outra. Volte a encostar a cabeça no colchonete e observe toda a coluna. Perceba se o movimento favoreceu o apoio da coluna no solo e se trouxe mais mobilidade e conforto. Respire. Se quiser, repita mais duas vezes essa sequência de movimentos.

PRÁTICA 3:
ROLANDO E SENTINDO OS ESPAÇOS DA COLUNA

Nesta prática, iremos rolar o corpo com foco na percepção da coluna vertebral. Você deverá movimentar-se conforme as orientações a seguir, mas sua percepção deverá estar na coluna.

Deite-se confortavelmente em uma superfície nem tão dura nem tão macia, com a lateral esquerda para cima. Se necessário, coloque um apoio na cabeça, como um travesseiro baixo. Mantenha as pernas levemente flexionadas e os braços estendidos à frente do corpo, com as mãos unidas. Procure respirar levemente e, toda vez que soltar o ar, gire lentamente as vértebras da coluna, movendo-a para o lado contrário ao que está apoiado. Todo o foco e concentração devem estar na coluna. Comece pelas vértebras do pescoço, levando a cabeça para a esquerda. Lentamente, perceba o espaço na coluna vertebral. Respire. Movimente o ombro esquerdo para trás, em direção ao chão, deixando o braço esquerdo deslizar sobre o outro braço e acompanhar o movimento do ombro - ao final do movimento, o braço esquerdo estará aberto em cruz, com o ombro bem apoiado no chão. Enquanto se movimenta, sinta o giro das vértebras da coluna torácica e o espaço entre elas. Respire.

Agora, lentamente, erga o joelho esquerdo, mantendo o pé esquerdo apoiado sobre o direito. Nesse instante, as vértebras lombares também giram para o mesmo lado das vértebras superiores do corpo, até o joelho estar apontado para cima. Depois, ao reaproximar um joelho do outro, as vértebras começam a girar no sentido contrário, agora de baixo para cima. Respire. Perceba.

Erga o braço direito e leve a mão direita ao encontro da esquerda, fazendo as vértebras do tronco e da cervical girarem. Respire e sinta sua coluna. Normalmente, essa prática traz muita conexão e alívio para as costas. Repita pelo menos mais três ou quatro vezes. Ao finalizar as repetições, respire, deite-se de barriga para cima, estenda as pernas e mantenha os braços ao longo do corpo. Sinta!

PRÁTICA 4:
MOVIMENTANDO E SENTINDO OS ESPAÇOS CORPORAIS

Nesta prática, iremos trabalhar o corpo em diversas posições - deitado, sentado, ajoelhado e em pé -, sempre com foco na coluna vertebral. Inicialmente trabalharemos apenas um dos lados, para que você possa sentir a mobilidade alcançada neste lado e depois fazer a comparação com o outro, antes de se ater à abertura dos espaços articulares no corpo como um todo. Antes de começar a prática, experimente caminhar pela casa e observe com que facilidade você movimenta o seu corpo enquanto anda.

- Deite-se de barriga para cima e sinta todo o corpo. Vamos começar trabalhando o lado esquerdo. Movimente o pé esquerdo em círculos, cinco vezes em uma direção e cinco vezes na outra. Respire e flexione a perna esquerda, apoiando a sola do pé esquerdo no colchonete. Lentamente, erga o lado esquerdo do bumbum do colchonete, mantendo ainda o lado direito bem apoiado. Mova o lado esquerdo do bumbum em círculos, cinco vezes em uma direção e cinco vezes na outra, mantendo o pé esquerdo firme no colchonete - perceba que o movimento do bumbum deve desenhar um círculo no ar, sem encostar no colchonete e envolvendo o mínimo de movimento do joelho esquerdo. Respire e faça isso lentamente. Pare, mantenha a perna esquerda flexionada e, com a mão esquerda apoiada na coxa esquerda ou no colchonete, mova seu ombro esquerdo em movimentos circulares, cinco vezes em uma direção e cinco vezes na outra. Respire e perceba. Pare o movimento. Com o braço esquerdo estendido ao longo do corpo, circule agora seu punho esquerdo, cinco vezes em uma direção e cinco vezes na outra. Sinta sua mão e perceba seu corpo. Pare e repita os movimentos feitos no pé, no lado esquerdo do bumbum, no ombro e no punho. Respire e sinta.

Agora, você deve se ajoelhar e, em seguida, estender a perna esquerda para a frente, alongando a parte posterior da coxa. Respire e faça isso dentro do seu limite. Enquanto alonga, massageie os músculos da parte de trás da coxa com as pontas dos dedos. Respire. Sinta. Descanse.

Ainda de joelhos, volte a perna para a posição inicial e encoste as mãos no chão, entrando na posição de quatro apoios. Agora, leve a perna esquerda para trás, alongando a parte anterior da coxa e a articulação do quadril deste lado que está sendo trabalhado. Respire. Mantenha-se cerca de 20 segundos nesta postura, dentro do seu limite de encurtamento e alongamento.

Agora, sente-se com as pernas estendidas e, se estiver confortável, massageie apenas o lado esquerdo do bumbum, que deverá estar apoiado sobre uma bola de tênis. Com a ajuda das mãos, mova-se sobre essa bolinha de forma que todo o glúteo esquerdo seja massageado. Respire e sinta.

Deite-se com a lateral esquerda para cima. Respire. Deixe a mão esquerda bem apoiada no colchonete, à sua frente. Faça movimentos circulares com o ombro esquerdo, cinco círculos em uma direção e cinco na outra. Respire. Perceba. Posicione a perna esquerda à frente da perna direita, deslizando-a em direção à cabeça e depois voltando-a à posição original. Repita esse movimento cinco vezes. Sinta o corpo. Deite-se de barriga para cima e perceba seu lado esquerdo em comparação com o lado direito. Note as sensações em cada lado do corpo. Sem pressa, levante-se e caminhe pela casa, observando as percepções e desenvoltura em ambos os lados. Qual lado favorece mais essa caminhada?

Agora, repita toda a sequência realizada até aqui, mas com o lado direito do corpo. Deite-se de barriga para cima e sinta e movimente o pé direito em círculos, cinco vezes em uma direção e cinco vezes na outra. Respire e flexione a perna direita, com a sola do pé direito apoiada no colchonete. Lentamente, erga o lado direito do bumbum do colchonete, mantendo ainda o lado esquerdo bem apoiado. Mova o lado direito do bumbum em círculos, cinco vezes em uma direção e cinco vezes na outra. Respire e faça isso lentamente. Pare, mantenha a perna direita flexionada e, com a mão direita apoiada na coxa direita ou no colchonete, mova seu ombro direito em movimentos circulares, cinco vezes em uma direção e cinco vezes na outra. Respire e perceba. Pare o movimento. Com o braço direito estendido ao longo do corpo, circule agora seu punho direito, cinco vezes em uma direção e cinco vezes na outra. Sinta sua mão e perceba seu corpo. Pare e repita os movimentos feitos no pé, no lado direito do bumbum, no ombro e no punho. Respire e sinta. Agora, você deve se ajoelhar e, em seguida, estender a perna direita para a frente, alongando a parte posterior da coxa. Respire e faça isso dentro do seu limite. Enquanto alonga, massageie os músculos da parte de trás da coxa com as pontas dos dedos. Respire. Sinta. Descanse.

Ainda de joelhos, volte a perna para a posição inicial e encoste as mãos no chão, entrando na posição de quatro apoios. Leve a perna direita para trás, alongando a parte anterior da coxa e a articulação do quadril deste lado que está sendo trabalhado (figura 12.5). Respire. Mantenha-se cerca de 20 segundos nesta postura, dentro do seu limite de encurtamento e alongamento. Agora, sente-se e, se estiver confortável, massageie apenas o lado direito do bumbum, que deverá estar apoiado sobre uma bola de tênis. Com a ajuda das mãos, mova-se sobre essa bolinha de forma que todo o glúteo direito seja massageado. Respire e sinta. Deite-se com a lateral direita para cima. Respire. Deixe a mão direita bem apoiada no colchonete, à sua frente. Faça movimentos circulares com o ombro direito, cinco círculos em uma direção e cinco na outra. Respire. Perceba. Posicione a perna direita à frente da perna esquerda, deslizando-a em direção à cabeça e depois voltando-a à posição original. Repita esse movimento cinco vezes. Sinta o corpo. Deite-se de barriga para cima e perceba seu corpo e sua respiração. Descanse.

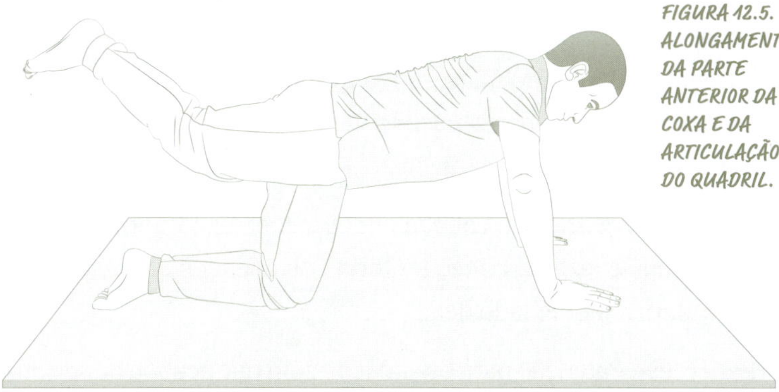

FIGURA 12.5. ALONGAMENTO DA PARTE ANTERIOR DA COXA E DA ARTICULAÇÃO DO QUADRIL.

PRÁTICA 5: SENTINDO AS ARTICULAÇÕES

Nesta prática, vamos focar na percepção e movimentação das articulações do corpo para promover uma maior consciência corporal.

- Sentado na ponta de uma cadeira com as pernas levemente estendidas para a frente, mantenha os calcanhares bem apoiados no chão e mova a ponta dos pés em círculos. Faça cinco repetições em cada direção. Respire e concentre-se nos espaços articulares dos tornozelos. Perceba se os movimentos são realizados com dificuldade ou facilidade. Pare e aproxime as pernas da cadeira, flexionando os joelhos a 45°. Comece a movimentar as pernas em círculos, deslizando ambas as solas dos pés no chão. Realize cinco movimentos em uma direção e cinco na outra. Enquanto isso, leve sua atenção para os espaços internos dos joelhos. Pare e agora movimente o tronco em círculos, concentrando-se nas articulações e nos espaços internos do quadril. Deixe a cabeça e a coluna vertebral direcionarem o movimento circular do tronco. Pare. Respire.

Agora, mantenha as mãos apoiadas sobre as coxas e mova os ombros em círculos, cinco vezes em cada direção. Concentre toda a atenção nos espaços internos dos ombros. Pare. Apoie os cotovelos em uma mesa ou no braço da cadeira ou, na ausência desses apoios, sobre as costelas e mova os antebraços em círculos, cinco vezes em uma direção e cinco vezes na outra. Preste atenção nos espaços internos das articulações dos cotovelos. Pare. Com os cotovelos ainda apoiados, mova ambos os punhos em círculos, prestando atenção nos espaços articulares. Faça cinco movimentos em uma direção e cinco na outra. Pare, descanse. Respire.

Para finalizar, mova a cabeça em círculos, com muita suavidade. Perceba a leveza da cabeça e todos os espaços do pescoço que permitem a mobilidade dela.

Pare e leve a atenção para os espaços com que acabou de se conectar por meio desta prática. Fique em silêncio, com os olhos fechados, apenas observando a amplitude desses espaços. Respire.

Exercícios para melhorar a percepção do espaço externo

Os exercícios a seguir visam aguçar a percepção visual e auditiva para melhorar nossa consciência do espaço externo, ao nosso redor. Aqui não será possível aprofundar esses exercícios, mas introduziremos o assunto para promover a proatividade corporal e aprimorar nossa percepção do ambiente.[1]

[1] Para aqueles que desejam explorar mais a fundo a percepção da visão, uma ótima referência é o livro *Saúde visual por toda a vida: 10 passos para aperfeiçoar a sua visão de modo natural*, de Meir Schneider.

UMA BREVE REFLEXÃO SOBRE A PERCEPÇÃO VISUAL E AUDITIVA

Nossa percepção visual e auditiva é profundamente influenciada pelo nosso estado mental e emocional. Experimentar olhar para o mesmo cenário em diferentes estados emocionais pode revelar como nossa visão é afetada. As cores e os detalhes podem parecer mais vívidos quando estamos felizes ou radiantes; já em momentos de tristeza ou estresse, nossa percepção pode ficar obscurecida. O mesmo princípio se aplica à nossa audição. Nossa experiência sonora pode ser filtrada por nossos estados emocionais e condicionamentos, impedindo-nos de ouvir com imparcialidade.

As práticas que envolvem atenção tanto dos olhos quanto dos ouvidos podem nos ajudar a segmentar o aparato sensitivo desses órgãos das influências emocionais sobre eles.

PRÁTICA 1:
RELAXAMENTO DOS OLHOS

Nesta prática, realizaremos um exercício de relaxamento para os olhos, conhecido como *palming*, ou "empalmar". O ideal é que seja feito em um ambiente escuro, como em sua casa, à noite, com as luzes apagadas.

- Primeiramente, posicione-se à frente de uma mesa onde possa apoiar os cotovelos. Se possível, utilize uma almofada ou travesseiro para tornar a superfície de apoio mais confortável. Sente-se confortavelmente, com os cotovelos bem apoiados sobre a almofada, e coloque ambas as mãos em forma de concha sobrepostas aos olhos, que devem estar fechados (figura 12.6).

FIGURA 12.6.
PALMING.

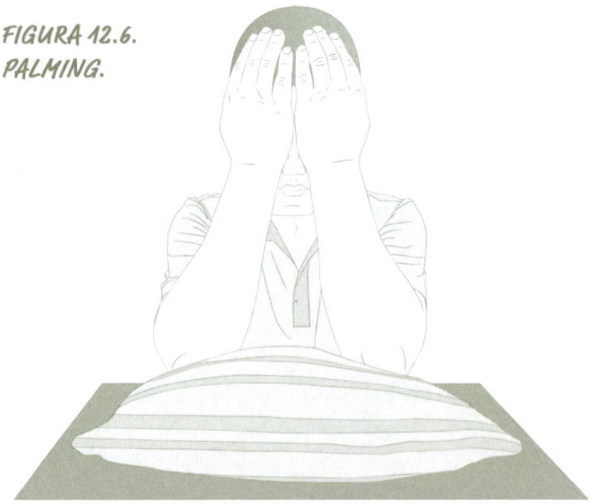

Respire profundamente e concentre-se na respiração, observando o ar que entra e sai da caixa torácica. Enquanto respira, visualize o ambiente ao seu redor ficando gradualmente mais escuro, como se estivesse sendo pintado de preto. Imagine que a escuridão está envolvendo seus olhos, permitindo-lhes descansar profundamente. Continue respirando e visualizando a escuridão se intensificar, ajudando a acalmar e descansar seus olhos. Permaneça nessa prática por pelo menos 5 minutos, respirando e visualizando o ambiente escuro ao seu redor. Isso ajudará você a relaxar ainda mais os olhos.

Passados 5 minutos, antes de afastar as mãos, imagine que as áreas que visualizou pintadas de preto agora estão sendo pintadas de cores vibrantes e claras. Lentamente, afaste as mãos dos olhos, pisque suavemente e comece a perceber o ambiente ao seu redor. Você poderá notar que sua visão está mais nítida e clara, mesmo no ambiente escuro. Isso é resultado do relaxamento dos olhos.

PRÁTICA 2: FORTALECENDO OS OLHOS PARA ADAPTÁ-LOS A DIFERENTES ILUMINAÇÕES

Esta prática, conhecida como *sunning*, ou "ensolar", consiste em fortalecer a íris, estrutura responsável por dilatar ou contrair a pupila e controlar a entrada de luz na retina. Para realizar o exercício, é recomendado estar diante do sol, preferencialmente até as 10h da manhã ou após as 16h, quando a incidência dos raios solares não está tão intensa.

Em pé, de frente para o sol, **mantenha os olhos fechados** e o corpo relaxado. Lentamente, mova algumas vezes o rosto para a direita e para a esquerda, aproximando o queixo ora do ombro direito, ora do ombro esquerdo (figura 12.7).

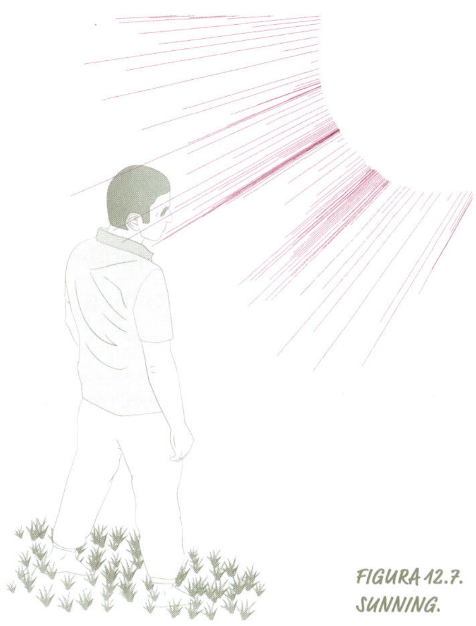

FIGURA 12.7. SUNNING.

Respire profundamente e observe como os olhos respondem ao ficarem mais expostos ou menos expostos à luz solar (mesmo fechados). Note como a pupila se contrai e se dilata com o movimento da cabeça. Respire conscientemente, sentindo o movimento da caixa torácica, e deixe seu corpo acompanhar a movimentação da cabeça para os lados. Repita pelo menos dez vezes.

Pare, vire-se de costas para o sol e cubra ambos os olhos com as mãos, da mesma forma que fez no exercício anterior. Feche os olhos e descanse por um minuto, permitindo que eles se recuperem do exercício solar. Após o descanso, fique novamente de frente para o sol e repita o movimento com a cabeça para os lados mais dez vezes. Repita essa sequência mais duas vezes, totalizando três séries.

PRÁTICA 3: EQUILÍBRIO ENTRE VER DE PERTO E VER DE LONGE

Este exercício visa descansar os músculos ciliares, responsáveis por mover o cristalino dos olhos, alternando o foco entre objetos próximos e distantes, promovendo uma melhor acuidade visual.

De pé, em um ambiente claro, mas não diretamente exposto ao sol, comece observando os detalhes de uma de suas mãos, concentrando-se na acuidade visual de perto. Observe as linhas, cores, sinais e texturas, piscando suavemente entre cada observação.

Em seguida, direcione seu olhar para algo distante, como uma janela de um prédio, um galho de árvore ou uma nuvem. Percorra os detalhes desse objeto, piscando ocasionalmente para lubrificar os olhos. Respire profundamente enquanto realiza esses movimentos, dedicando pelo menos 7 minutos para observar os objetos distantes.

Após esse período, volte a observar os detalhes de sua mão. Você poderá perceber que os detalhes parecem mais nítidos após o exercício. Repita essa sequência mais duas vezes.

PRÁTICA 4: MELHORANDO A PERCEPÇÃO AUDITIVA

Para este exercício, sente-se confortavelmente em uma cadeira, com os cotovelos apoiados em uma almofada sobre uma mesa à sua frente. Tenha uma luva de vinil ou látex à disposição para realizar uma automassagem intraoral.

Posicione as mãos em forma de concha sobre os ouvidos e afaste-as ocasionalmente para prestar atenção aos sons ao seu redor. Procure identificar e distinguir diferentes tipos de sons, como pássaros, pessoas e carros, obstruindo um ouvido de cada vez para determinar qual ouve melhor.

Em seguida, coloque a luva em uma das mãos e faça uma automassagem dentro da boca, num ponto o mais próximo possível da articulação temporomandibular, massageando suavemente esta área entre a mandíbula e a têmpora. Repita o processo em ambos os lados da boca.

Após a automassagem, sem a luva, massageie delicadamente os músculos faciais, começando pelas bochechas, indo para o queixo, a região entre os olhos, ao redor do nariz e dos olhos, e a testa. Mantenha a massagem suave e leve. Retome a obstrução e desobstrução dos ouvidos e observe se há alguma diferença na sua percepção auditiva após o relaxamento. Respire profundamente e descanse.

Meditação com foco nos espaços internos do corpo e nos espaços entre um pensamento e outro

A meditação oferece um refúgio de calma e lucidez em meio ao turbilhão da mente. Ao nos conectarmos com os espaços internos do corpo e entre os pensamentos, podemos encontrar uma paz profunda que nos torna menos vulneráveis aos conflitos mentais.

Muitas vezes, as pessoas desistem da meditação porque acham difícil permanecer em silêncio por alguns minutos. No entanto, ao trabalharmos conscientemente com o corpo e expandirmos nossa consciência para os espaços internos, podemos desenvolver a habilidade de nos concentrar nos intervalos entre os pensamentos. Esse tipo de concentração é uma conquista significativa para aqueles que buscam expandir sua consciência para além das preocupações do pensamento cotidiano.

Dedicar tempo à prática da meditação, portanto, é um investimento valioso para alcançar uma vida mais calma, lúcida e equilibrada. É um processo que requer paciência e persistência, mas os benefícios são imensuráveis.

PRÁTICA 1:
MEDITAÇÃO PARA SENTIR O ESPAÇO INTERNO

Nesta prática, vamos nos concentrar em sentir os espaços internos do corpo para alcançar um estado de calma e lucidez.

Sente-se confortavelmente, mantendo a coluna ereta e os braços relaxados. Feche os olhos e comece a observar as sensações em seu corpo, sua respiração e seu estado mental. Esteja ciente de qualquer pensamento ou sentimento, mas deixe-os de lado e concentre-se apenas na respiração, focando no ar que entra e sai pelas narinas. Gradualmente, direcione sua atenção para dentro da boca. Observe cada parte interna: a língua, o céu da boca, o assoalho, a garganta. Simplesmente observe o seu aspecto interno. Relaxe a língua e permita que ela descanse suavemente na boca.

Após alguns minutos nesse foco interno, leve sua atenção para o cérebro. Apenas observe essa área vital do corpo, respirando suavemente. Em seguida, concentre-se no peito, percebendo o movimento do coração e das costelas conforme você respira. Mantenha a atenção no peito por alguns minutos, depois desloque-a para o abdômen. Observe o movimento da barriga durante a respiração ou qualquer outra sensação presente nessa região. Depois, direcione sua atenção para a bacia, procurando relaxar qualquer tensão na área.

Após esses minutos de observação, revisite todas essas áreas, inspirando e expirando enquanto expande cada uma delas. Por fim, permaneça em silêncio por alguns minutos, apenas sentindo o ar e seu suave movimento pelo corpo.

PRÁTICA 2:
MEDITAÇÃO DO VAZIO

Como vimos, tanto os pensamentos como os sentimentos repercutem no corpo. No sentido inverso, para algumas pessoas talvez seja mais fácil, após trabalhar os espaços do corpo, treinar a percepção do espaço vazio da mente. Aqui vamos procurar ocupar pelo maior tempo possível o espaço que há entre um pensamento e outro. Mesmo que existam dificuldades, não desista. É apenas com treino e persistência que poderemos gozar dos grandes benefícios desta prática. Vamos, então, exercitar uma meditação que amplie a consciência do espaço presente entre um pensamento e outro.

Sente-se confortavelmente em uma almofada, cadeira ou poltrona, mantendo a coluna ereta. Comece percebendo a respiração, observando o ar que entra e sai pelas narinas.

Em seguida, tente se manter em silêncio mental. Quando surgir um pensamento, concentre-se no espaço vazio entre ele e o surgimento de outro. Permita que os pensamentos se vão e relaxe na quietude entre eles. Pratique por 15 minutos. Com o tempo, vá ampliando esse tempo.

CAPÍTULO 13

CONSCIÊNCIA DO CENTRO

"Só quem consegue concentrar a gravidade no centro do corpo físico, no hara*, e preservá-la é que tem a chance de amadurecer."*

Karlfried Graf Dürckheim

Neste capítulo, vamos trabalhar o desenvolvimento da consciência do centro de gravidade corporal para facilitar o despertar da consciência do centro vital, também conhecido como *hara*. Para alcançar esse intento, são necessários um processo e uma jornada, exatamente a que estamos explorando aqui com as etapas da proatividade corporal. O propósito principal dessa caminhada é transcender o conceito de *ter um corpo* para a experiência de *ser o corpo* - e, de preferência, um corpo saudável, pleno e equilibrado.

Para discutir a consciência do centro, é importante ter em vista dois conceitos:

1. O corpo é indissociável e inseparável, e, portanto, buscamos a partir de seu centro físico o equilíbrio de todas as suas partes.
2. A partir do centro de equilíbrio físico, podemos despertar para a consciência do centro de equilíbrio emocional e mental, que também se manifesta no corpo físico, confirmando a inseparável conexão entre corpo e mente.

É importante compreender que o corpo, enquanto massa física, tende a ser atraído em direção à massa maior, a terra, que "puxa-o" para baixo. Para manter o equilíbrio e permanecer em pé, parados ou em movimento, precisamos fortalecer nosso centro gravitacional, localizado alguns centímetros abaixo do umbigo. Quando o centro está em desequilíbrio, outras partes do corpo também tendem a ficar desequilibradas como uma forma de compensação. Portanto, o trabalho desenvolvido a partir do centro visa favorecer a preservação do corpo e atenuar compensações desnecessárias ou lesões nas estruturas dos membros (braços e pernas) e na cabeça, evitando desgastes nessas áreas.

Para ilustrar o que está sendo dito, quando inclinamos o corpo para a frente, o centro de equilíbrio, localizado próximo ao umbigo, se desloca para o peito, e braços e pernas se contraem para manter a estabilidade. Sob estresse, ocorrem contrações musculares que nos colocam em má postura, deslocando o centro gravitacional para fora do equilíbrio. Quando o centro é deslocado, é quase inevitável que outras partes do corpo estejam em contração muscular ou rigidez, como uma adaptação a esse desequilíbrio.

Um dos trabalhos para manter a estabilidade do centro gravitacional envolve os extremos, ou seja, a cabeça e os pés. Ao focar em um trabalho muscular e de concentração mental nessas extremidades, fortalecemos o centro do corpo. Após esse trabalho inicial, nos voltamos para o fortalecimento do *core*, um grupo de músculos que circunda o centro de gravidade e permite que uma pessoa se mantenha de pé. Se estamos enfrentando alguma dificuldade de mobilidade, devemos estimular a consciência do centro. Fortalecer o centro gravitacional do corpo proporciona ganho de equilíbrio ao andar e pegar objetos, além de uma vida com mais bem-estar e sem dor. A consciência da gravidade corporal favorece também o equilíbrio mental e emocional.

Após essa ampliação da consciência física, o foco deve se voltar para o *hara*. *Hara* é uma palavra de origem japonesa que se refere à região do abdômen, especificamente a um ponto localizado cerca de três dedos abaixo do umbigo, considerado o centro da energia vital. Essa noção está profundamente enraizada na cultura japonesa e é a base para a execução de movimentos precisos, rápidos e eficientes, como vemos nas práticas das artes marciais, a exemplo do aikidô, do karatê e do judô. *Hara* também sugere a ideia de estabilidade corporal no solo, através do enraizamento dos pés e do centro gravitacional.

Com um sentido muito semelhante na cultura chinesa, temos os termos *tan chien* ou *dan tien*, usados por praticantes de chi kung e tai chi chuan para se referir a um espaço vazio que deve ser preenchido com respiração ou concentração. Vale ressaltar que a intencionalidade dada aos pensamentos equivale a um direcionamento mental. Um dos expoentes da psicologia energética no Ocidente e criador da bioenergética, Alexander Lowen, que era praticante de tai chi chuan, introduziu em suas práticas o conceito de *grounding*, enfatizando que, quando os pés estão em contato com o chão, a pessoa está mais conectada com a realidade ao seu redor.

Ainda na tradição oriental, um dos pontos mais importantes para a consolidação da atitude proativa, como vem sendo reafirmado ao longo deste livro, é a prática da meditação. Meditar com foco no centro do corpo permite que a mente se estabeleça no corpo, e não nela própria. Assim, é possível favorecer o silêncio do pensamento e do raciocínio.

Os exercícios que faremos com o objetivo de introduzir o tema da consciência do centro estão divididos em três fases:

* Exercícios físicos para fortalecer o centro gravitacional.
* Exercícios a partir do *hara* para estimular a integração do corpo-mente.
* Práticas de meditação e respiração com foco no *hara*.

HARA

A primeira vez que ouvi falar em *hara* foi na adolescência, quando morava em Pereira Barreto, uma cidade do interior de São Paulo onde há uma grande colônia japonesa. Em certa ocasião, fui a uma palestra de um senhor japonês que enfatizou a importância de buscar o centramento na nossa barriga. Mais tarde, compreendi que ele estava se referindo ao termo *hara hachi bu*, que remete à ideia de que, para preservar o *hara*, devemos comer até estarmos 80% satisfeitos. Segundo esse pensamento, comer em excesso enfraquece o *hara* e prejudica a saúde. Nessa mesma palestra, talvez o que mais tenha me chamado a atenção foi ouvir o mesmo senhor afirmar que, ao cuidarmos da barriga, podemos resgatar em nossa memória um sentimento de nutrição e de amor, memória proveniente de quando éramos fetos e alimentados pelo cordão umbilical.

Mais tarde, estudei com grande afinco um livro da década de 1950 intitulado *Hara: o centro vital do homem*, de Karlfried Graf Dürckheim.[1] Dürckheim, um psicanalista alemão, desenvolveu uma técnica que combina psicologia, centramento no *hara* e zen budismo não como religião, mas como um caminho espiritual. Ele nomeou seu trabalho de leibterapia. Uma de suas discípulas, a psicanalista Laia Monserrat, oferece a seguinte reflexão sobre o *hara*:

> *Aprender a focar no* hara *é especialmente importante para o Ocidente. Culturalmente, no Ocidente, sofremos com o distanciamento do centro de equilíbrio localizado na barriga, já que o centro de gravidade está deslocado para cima no corpo. O* hara *é o centro do equilíbrio e o centro vital da pessoa. Concentrar-se no* hara *é enraizar-se, equilibrar-se e conectar-se com o centro vital que envolve o todo.*[2]

1 DÜRCKHEIM, Karlfried Graf. ***Hara***: o centro vital do homem. São Paulo: Pensamento, 1998.

2 MONSERRAT, Laia. **La revolución del hara**: leibterapia y técnicas de centramiento. Barcelona: Kairos, 2017, p. 20.

Exercícios para fortalecer o centro gravitacional

Dentro do contexto de equilíbrio gravitacional, é de extrema importância manter o centro do corpo fortalecido e jamais enrijecido, o que é comum com o excesso de exercícios abdominais.

PRÁTICA 1:
FORTALECIMENTO DA BASE

Para esta prática, é recomendável que você esteja descalço e vista roupas confortáveis, sem cinto nem nada que restrinja o movimento do corpo. Todos os exercícios serão realizados em pé.

- Comece caminhando descalço pela sua casa, observando atentamente seu corpo e respiração durante o movimento. Ao parar e ficar em pé, concentre-se na estabilidade do corpo. Respire profundamente. Com os olhos fechados, levante uma perna dobrando levemente o joelho e depois abaixe-a. Repita o movimento com a outra perna. Em seguida, levante simultaneamente os dois calcanhares e abaixe-os. Utilize uma bola de tênis para massagear a sola de um dos pés, deslizando-a suavemente por toda a extensão da sola. Pare a massagem e, com os olhos fechados, sinta a presença do pé que foi massageado. Repita o processo com o outro pé. Faça a automassagem com a bola de tênis, sem pressa. Respire e volte a sentir a estabilidade do corpo parado após esse exercício. Feche os olhos e sinta a diferença de sensação entre os pés.

  Agora, experimente andar apoiando apenas as laterais externas dos pés, depois apenas as bordas internas (figura 13.1). Observe como isso afeta sua postura e estabilidade.

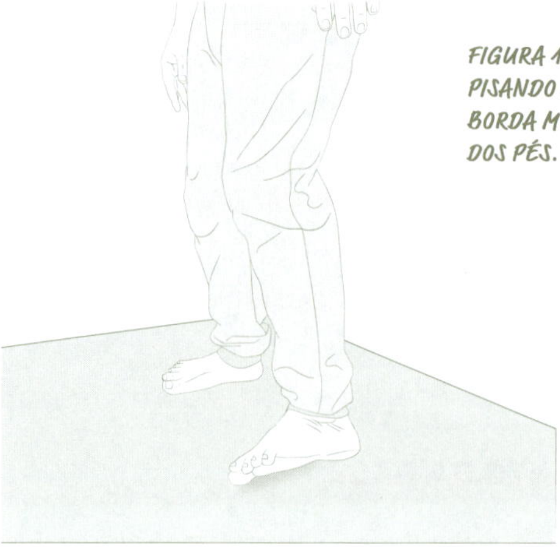

FIGURA 13.1.
PISANDO NA
BORDA MEDIAL
DOS PÉS.

Agora, procure mover os pés apenas com a ajuda dos artelhos. Os pés serão "puxados" pelos dedos dos pés (figura 13.2). Sinta a sola dos pés e o fortalecimento que este exercício proporciona aos músculos dessa região. Mantenha os pés paralelos entre si e perceba a estabilidade do seu corpo. Repita toda essa sequência de exercícios mais duas vezes, focando sempre na conexão entre seus pés e o chão e na estabilidade do corpo.

FIGURA 13.2.
PÉS PUXADOS
PELOS
ARTELHOS.

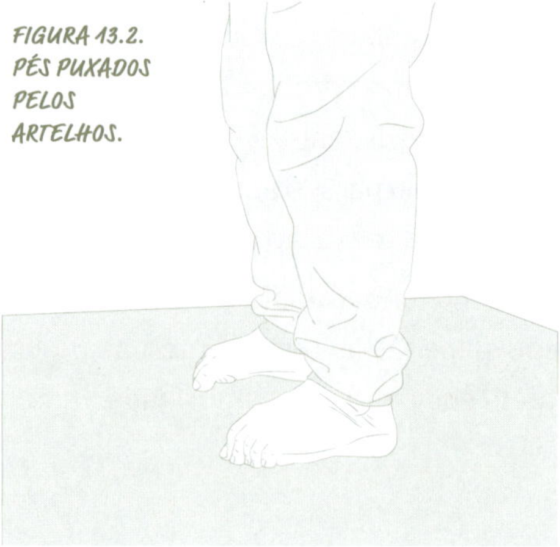

PRÁTICA 2:
FORTALECIMENTO DOS MÚSCULOS DO PESCOÇO

Em pé, sinta a estabilidade do corpo, inclusive a dos pés no chão. Comece movimentando a cabeça em círculos para soltar o pescoço, fazendo cinco repetições para a direita e depois mais cinco para a esquerda.

Ao identificar pontos de tensão no pescoço, faça uma automassagem nessas áreas para dissolvê-los. Respire e volte a mover a cabeça em círculos por mais alguns minutos, em ambas as direções. Agora, experimente fazer movimentos de contrarresistência: mova a cabeça para a frente ao mesmo tempo que, com ambas as mãos, a empurra para trás (figura 13.3), ativando assim os músculos do pescoço a partir da resistência das mãos. Faça três vezes esse mesmo movimento.

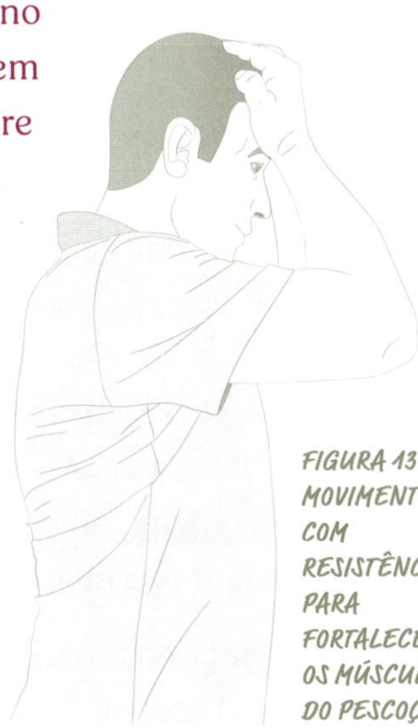

FIGURA 13.3. MOVIMENTO COM RESISTÊNCIA PARA FORTALECER OS MÚSCULOS DO PESCOÇO.

Pare e agora faça o movimento com a cabeça para trás, resistindo com as mãos. Repita mais duas vezes. Pratique dentro do seu limite. Agora, mova a cabeça para a direita e resista com a mão do mesmo lado. Repita mais duas vezes. Passe para o lado esquerdo: mova a cabeça para a esquerda e resista ao movimento com a mão correspondente. Repita mais duas vezes. Respire. Volte a mover a cabeça em círculos. Se ainda identificar tensão, faça uma automassagem nas áreas tensas. Depois de alguns minutos, sinta se houve alguma mudança na sensação de leveza e mobilidade do pescoço.

Agora, olhe para o horizonte e, com a cabeça bem alinhada e no prolongamento do pescoço, segure-a com ambas as mãos na região próxima das orelhas, inspire e, ao expirar, puxe-a levemente para cima. Repita mais duas vezes esse movimento. Faça círculos com a cabeça, alternando as direções, para relaxar e alongar os músculos do pescoço. Repita toda essa sequência mais duas vezes. Observe se mudou algo na estabilidade dos pés no chão e do corpo como um todo. Dê uma pequena caminhada pela casa e sinta sua estabilidade.

PRÁTICA 3: EQUILÍBRIO GRAVITACIONAL SENTADO

Quando nos levantamos ou sentamos em uma cadeira, é comum adotarmos padrões que podem resultar em desequilíbrio gravitacional, especialmente quando os pés não estão alinhados com a cabeça. Isso nos obriga a inclinar a cabeça para a frente para impulsionar os pés no chão ao levantar, utilizando mais as costas do que as pernas para realizar esse movimento. Esse padrão pode levar a um desgaste excessivo da coluna. A prática a seguir visa despertar a consciência para o uso adequado das pernas como alavanca, evitando assim danos à coluna vertebral.

Sente-se na ponta de uma cadeira, mantendo a coluna ereta e os pés firmemente apoiados no chão. Levante-se lentamente da cadeira, prestando atenção ao esforço necessário para usar apenas as pernas em vez das costas. Volte a se sentar na cadeira. Agora bata algumas vezes os pés no chão. Enquanto faz isso, bata também as mãos sobre as coxas (figura 13.4). Respire profundamente e concentre-se nas pernas durante essa ação. Pare e perceba o corpo e a estabilidade da coluna na posição.

FIGURA 13.4. ATIVANDO AS PERNAS AO SENTAR E LEVANTAR.

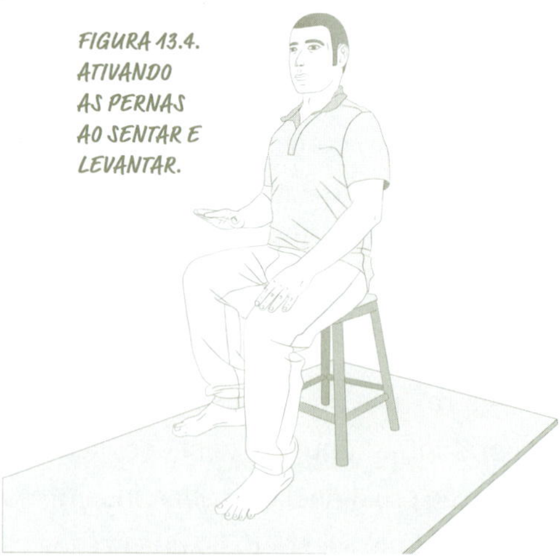

Com ambas as mãos apoiadas sobre as orelhas, utilize-as para ajudar a puxar seu corpo para cima ao levantar-se da cadeira. Faça isso algumas vezes. Levante-se e sente-se na cadeira com a sensação de que é sua cabeça que ergue seu corpo. Sua cabeça está sendo puxada levemente por suas mãos.

Após algumas repetições, sente-se e bata com ambas as mãos na região do centro gravitacional, localizada logo abaixo do umbigo, enquanto continua batendo os pés no chão (figura 13.5). Pratique levantar-se e sentar-se da cadeira algumas vezes, concentrando-se nas pernas, no centro gravitacional e na cabeça. Repita essa sequência mais duas vezes.

FIGURA 13.5. ATIVANDO O CENTRO GRAVITACIONAL AO SENTAR E LEVANTAR.

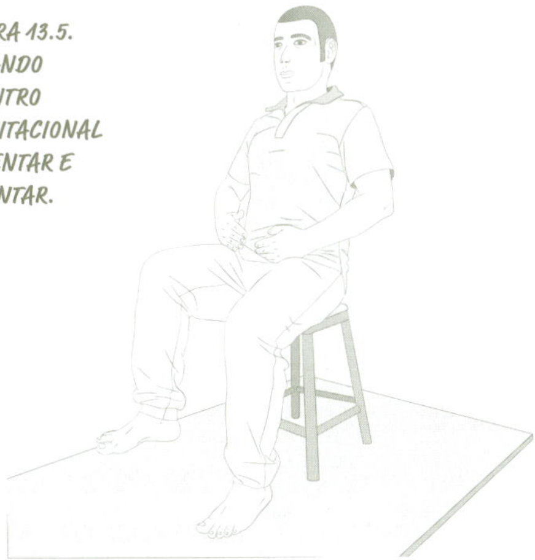

PRÁTICA 4: FORTALECIMENTO DO *CORE*

Nesta série de exercícios, focaremos no fortalecimento dos músculos do *core* (figura 13.6), que incluem os músculos profundos do abdômen, pelve e lombar, responsáveis por manter a estabilidade dessas regiões.

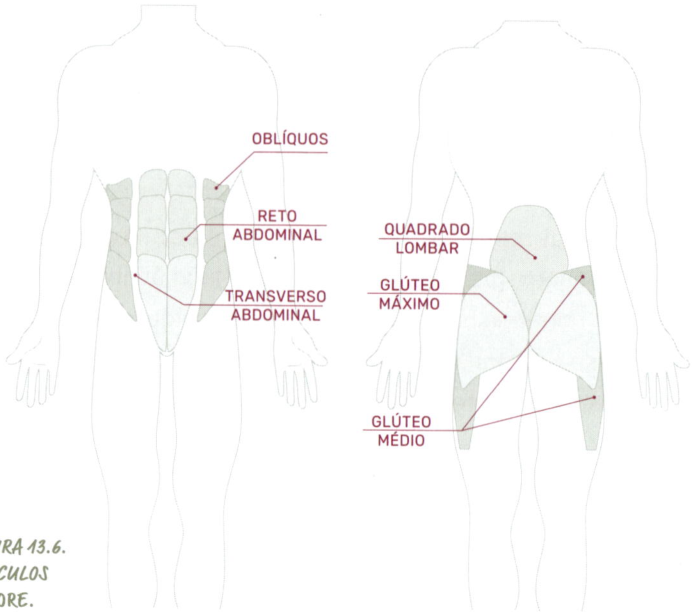

FIGURA 13.6. MÚSCULOS DO CORE.

Deite-se de barriga para baixo em uma superfície não muito dura. Mantenha os braços ao longo do corpo e concentre-se na sensação do contato do seu corpo com a superfície em que estiver deitado. Respire profundamente.

Erga o corpo, entrando na posição da prancha baixa: apoie-se nas mãos, nos cotovelos e nos dedos dos pés e mantenha o corpo reto e o abdômen contraído. Evite levantar o bumbum: se possível, mantenha-o no prolongamento da coluna. Caso você tenha dores na região lombar, provenientes, por exemplo, de uma lordose lombar, pode levantar um pouco o quadril para estabilizar esse desconforto. Essa posição deve ser mantida por 20 a 60 segundos, dependendo de quão confortável você esteja. Repita este exercício mais duas vezes.

Descanse e vire-se de barriga para cima. Flexione as pernas e mantenha os braços ao longo do corpo. Levante o quadril até que todo o peso do corpo esteja apoiado e distribuído entre ombros, braços, pernas e pés. Mantenha o abdômen contraído e o tronco alinhado. Fique nesta posição por 20 a 60 segundos (figura 13.7). Descanse e respire. Repita mais duas vezes.

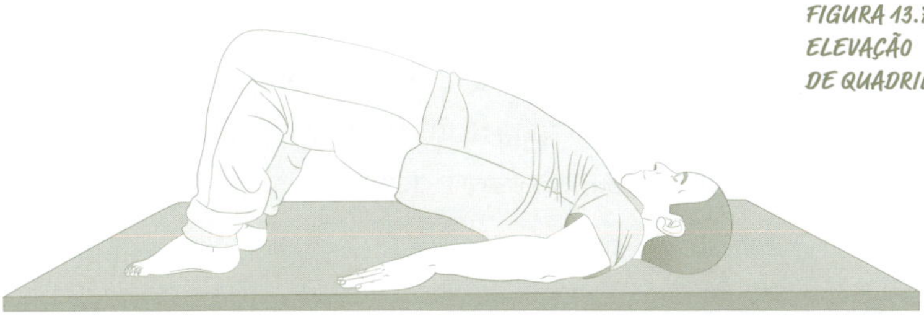

FIGURA 13.7. ELEVAÇÃO DE QUADRIL.

Depois de abaixar o quadril e voltar a estender as pernas, faça uma automassagem circular no abdômen com ambas as mãos, no sentido horário. Em seguida, mantendo o abdômen contraído, eleve as duas pernas e faça movimentos de pedalada. Faça dez pedaladas em uma direção e depois mais dez no sentido inverso.

Abaixe e estenda as pernas. Descanse, respire. Flexione as pernas e apoie os pés no chão. Mova as pernas para a direita e para a esquerda, ao mesmo tempo que mantém as mãos sobre o abdômen. Com o movimento das pernas, você fará uma massagem nos músculos abdominais. Repita toda essa sequência mais duas vezes.

Exercícios a partir do *hara* para estimular a integração corpo-mente

A seguir, praticaremos alguns exercícios selecionados para manter a conexão entre o centro físico, emocional e mental do corpo, com foco no *hara*. É importante estar calmo, com os pensamentos e a respiração acompanhando a intenção das práticas. Quanto mais concentrado você estiver, maiores serão os benefícios.

PRÁTICA 1:
SENTINDO O *HARA*

De pé, descalço e em um ambiente calmo, mantenha os joelhos levemente flexionados e coloque as duas mãos sobre o *hara*. Feche os olhos e concentre-se em senti-lo. Levante e abaixe uma perna de cada vez, mantendo toda a atenção no seu centro, onde estão suas mãos (figura 13.8). Relaxe e descanse.

FIGURA 13.8. SENTINDO O HARA.

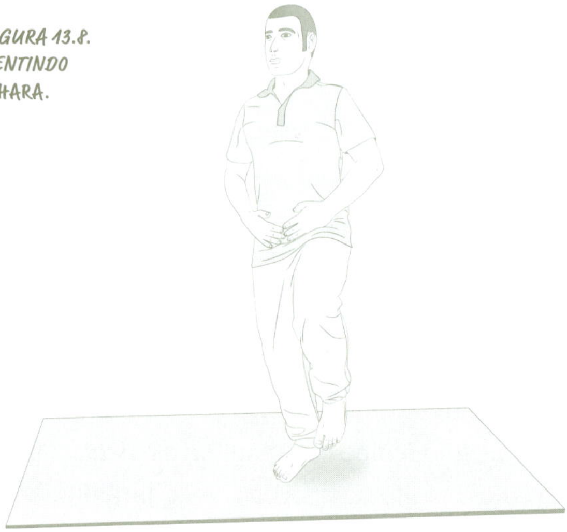

Faça uma massagem circular sobre o *hara*, indo seis vezes em uma direção e seis vezes na outra.

Mantenha o foco no *hara* enquanto movimenta as pernas de maneira livre, uma de cada vez, tirando os pés do chão e retornando logo em seguida para manter o equilíbrio gravitacional a partir do *hara*. Mova as pernas ora com os olhos fechados, ora com os olhos abertos, porém sempre respirando e com toda a concentração no *hara*.

Experimente realizar essa prática por cerca de 10 ou 15 minutos.

PRÁTICA 2:
FORTALECENDO O *HARA* COM MOVIMENTO E CONCENTRAÇÃO

De pé, descalço e em um ambiente calmo, flexione (ou destrave) levemente os joelhos. Posicione as mãos sobre o *hara* e contraia o abdômen. Respire profundamente e segure o ar. Enquanto mantém o abdômen contraído, bata com as duas mãos sobre o *hara* pelo menos dez vezes. Respire e relaxe. Repita essa sequência mais duas vezes.

Em seguida, execute uma prática do chi kung: ainda de pé, estenda os braços lateralmente e eleve-os com a palma das mãos voltada para cima, como se estivesse absorvendo energia do céu, das estrelas e do infinito. Quando os braços atingirem o topo da cabeça, desça-os pela frente do tronco, com a palma das mãos voltada para baixo, levando energia para o *hara* (figura 13.9). Deixe as mãos repousarem sobre o *hara* por alguns minutos.

Repita esse movimento seis vezes e, em seguida, toda a sequência mais duas vezes.

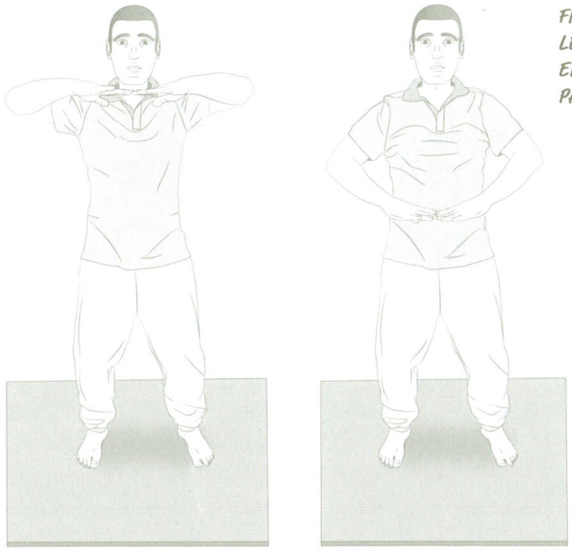

FIGURA 13.9. LEVANDO ENERGIA PARA O HARA.

PRÁTICA 3:
EXERCÍCIO DA CORAGEM

De pé, com os joelhos levemente flexionados, apoie uma das mãos sobre o *hara*. Agora, dê um passo para a frente com a perna oposta à mão que está apoiada, ao mesmo tempo que estende o braço livre para a frente e emite o som "há" (figura 13.10).

FIGURA 13.10. EXERCÍCIO DA CORAGEM.

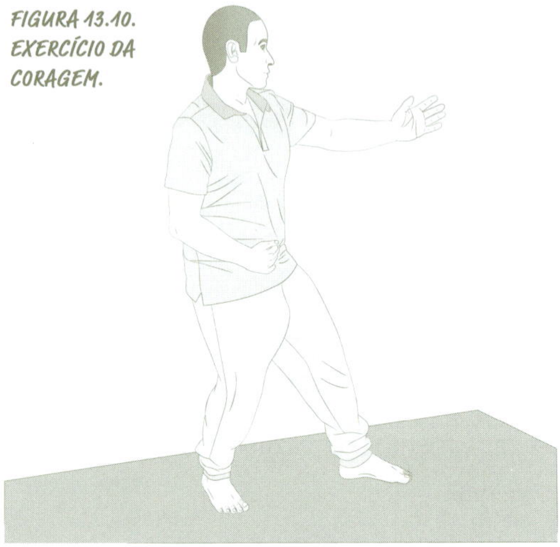

Repita o movimento algumas vezes, por 10 a 15 minutos. Comece suavemente e vá intensificando à medida que se conecta com sua coragem interna.

Lembre-se de que essas práticas têm o objetivo de trazer intencionalidade aos pensamentos por meio da mobilidade corporal. É importante compreender que as sugestões levam em conta que a prática se potencializa com a combinação dos pensamentos e da ação muscular.

Práticas de mentalização e respiração com foco no *hara*

Quando conduzidas adequadamente, as práticas com foco no *hara* possibilitam o restabelecimento do equilíbrio emocional e mental, além de facilitar as conexões com o nosso universo psíquico, ampliando assim nossa dimensão espiritual, sem qualquer conotação religiosa. No *hara*, o abdômen deve estar relaxado e a coluna ereta. É importante manter a postura vigilante durante a prática de meditação.

PRÁTICA 1: MEDITAÇÃO E RESPIRAÇÃO NO *HARA*

Este exercício é uma meditação com foco no *hara*. Encontre um local confortável para se sentar - pode ser em uma cadeira, no chão ou sobre uma almofada - e mantenha a coluna ereta.

- Sente-se e apoie suavemente os dedos de uma das mãos sobre o *hara*, cerca de 3 cm abaixo do umbigo. Mantenha os dedos nessa posição, feche os olhos e concentre-se na respiração, que deve ser pausada, lenta e profunda (figura 13.11).

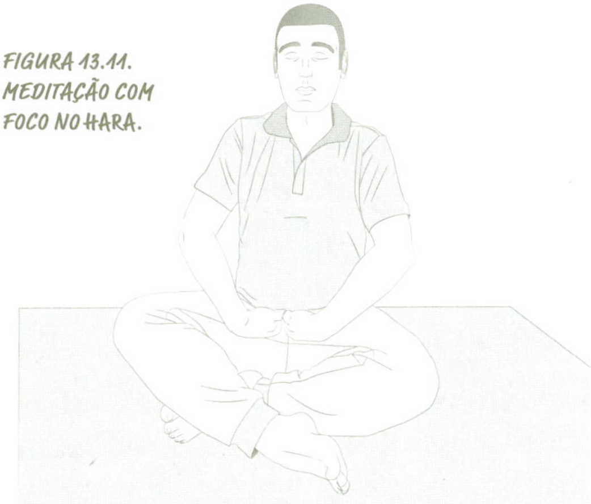

FIGURA 13.11. MEDITAÇÃO COM FOCO NO HARA.

Respire e imagine que todo o ar que entra pelas narinas chega até o ponto onde seus dedos estão apoiados. Relaxe o corpo e respire naturalmente, visualizando o ar dirigindo-se até essa região. Concentre-se no *hara* enquanto respira.

PRÁTICA 2: MEDITAÇÃO DO CORAÇÃO E O *HARA*

Esta meditação é realizada em pé, com a intenção de direcionar a atenção para o *hara* e centro cardíaco.

Em pé, descalço e usando roupas confortáveis, respire profundamente e esvazie a mente de qualquer pensamento, concentrando-se na prática.

Coloque uma das mãos sobre o coração e a outra sobre o *hara*. Se preferir e achar mais confortável, apoie-se em uma parede. Mantenha os olhos fechados e respire tranquilamente. Ao surgir qualquer pensamento, direcione sua atenção para a respiração, o centro cardíaco e o *hara*. Sinta o calor que emana de suas mãos sobre esses dois pontos, concentrando-se totalmente nas sensações nessas áreas. Permaneça nessa meditação por 5 a 10 minutos.

CAPÍTULO 14

FORÇA, VITALIDADE E ANCORAMENTO

"Cada movimento realizado infunde vida nova ao corpo que se mantém vivo."

Jussara Pinto e Léa Soares

Manter a musculatura forte e resistente é vital para a saúde, além de proteger os ossos e as articulações e melhorar o metabolismo como um todo. Um fato importante a se considerar é que, após os 50 anos de idade, há a perda progressiva de massa muscular na ordem de 1% a 2% ao ano, se mantivermos uma vida sedentária.[1] Sob o ponto de vista da mente, cultivar a autorreferência de um corpo forte permite que tenhamos sentimentos de empoderamento.

Esses são alguns dos motivos que tornam tão importante nos exercitarmos para que o tecido muscular ganhe volume e fique mais forte. O processo de hipertrofia consiste em duas fases. Na primeira, chamada de fase catabólica, quando o músculo se depara com a demanda de uma carga maior que a habitual, ele sofre microlesões, inflamações e destruição de parte dos tecidos. Entretanto, é no

[1] Veja mais em: https://drauziovarella.uol.com.br/60mais/perda-de-musculos-depois-dos--50-anos/ (acesso em: 6 mar. 2025).

repouso que o músculo se recupera e ganha volume, fase chamada de anabólica. Assim, embora as duas fases sejam importantes, é no descanso que o músculo de fato se fortalece. E, como já destacado na primeira etapa da jornada da proatividade corporal, é muito importante aprendermos a descansar.

Realizar atividades físicas ou exercícios tendo em mente o propósito de fortalecimento muscular faz toda a diferença. Enquanto atividades físicas corriqueiras feitas ao longo do dia podem fortalecer a musculatura de maneira aleatória, quando nos organizamos para praticar exercícios previamente orientados estamos agregando um comando da mente e tendo um posicionamento proativo, escolhendo a saúde como meta e assumindo a autorresponsabilidade por essa necessidade.

Ao abordarem o movimento como característica central do método Meir Schneider - Self-Healing, Pinto e Soares afirmam:

> [...] *É importante diferenciar exercício de movimento. Movimentos automatizados, isto é, repetidos de uma única forma, às vezes por anos a fio, sem acompanhamento da consciência podem ser chamados de exercícios* [...] *O movimento que promove a vida é aquele feito com igual participação do corpo e da consciência* [...].[2]

Independentemente de exercício ou movimento corporal, importa saber que quando a prática é realizada com consciência é que mais traz empoderamento. Os movimentos conscientes trazem não apenas força aos músculos, mas também a presença da mente. Podemos incorporar força, vitalidade e positividade em uma única prática diária. Portanto, o trabalho de fortalecimento físico, acompanhado de um estado mental positivo, favorece uma condição corpo-mente muito mais saudável.

2 PINTO, Jussara de M.; SOARES, Léa B. T. **Método Meir Schneider de Autocura (Self-Healing)**. São Carlos: EdUFSCar; São Paulo: Hucitec, 2002, p. 39.

Um dos grandes benefícios da prática de exercícios de chi kung, provenientes da escola Byun, é que boa parte dos movimentos corporais vem acompanhada de um pensamento. Por exemplo, ao mover os tornozelos, penso: "Meus tornozelos são fortes". Ao trabalhar outras partes do corpo, o pensamento afirmativo da força do corpo também está presente.

Hoje, a ciência avançou muito e já há pesquisas científicas que comprovam como os pensamentos positivos direcionados favorecem a melhora da força muscular. Um estudo realizado na Universidade de Bishop, em Quebec, no Canadá, com trinta atletas universitários do sexo masculino, incluindo jogadores de futebol, basquete e rúgbi, testou se o treinamento mental por si só poderia produzir ganho em força muscular. O resultado foi que o ganho de força foi maior entre os jogadores de futebol que receberam treinamento mental.[3]

Outro estudo anterior, publicado na revista holandesa *Elsevier*, teve como objetivo determinar os ganhos de força induzidos pelo treinamento mental (sem a realização de exercícios físicos) no abdutor do dedo mínimo, bem como nos músculos flexores do cotovelo. Em todos os casos, os resultados foram muito significativos para aqueles que tiveram treinamento mental, enquanto o grupo controle, que não realizou esse treinamento, não teve alteração nos resultados.[4]

Um aspecto importante a observar é que às vezes funcionamos em bloco. Isso ocorre quando estamos com excesso de contratura muscular e dificulta a percepção do próprio corpo e do movimento, reforçando a importância ou mesmo a necessidade do relaxamento após o trabalho de fortalecimento. É algo que também pode ser modificado se houver disciplina e atenção redobrada para que, ao utilizarmos os músculos, o façamos de forma isolada - por exemplo, usando o braço sem contrair o ombro ou andando sem contrair a região lombar. Esse é um ganho que naturalmente conquistamos se

3 SHACKELL, Erin M.; STANDING, Lionel G. Mind over matter: mental training increases physical strength. **North American Journal of Psychology**, v. 9, n. 1, 2007.

4 RANGANATHAN, Vinoth K. *et al.* From mental power to muscle power - gaining strength by using the mind. **Neuropsychologia**, v. 42, n. 7, p. 944-956, 2004.

treinarmos o trabalho muscular com relaxamento e visualização do movimento, como faremos logo a seguir. Essa prática permite que realizemos as atividades do dia a dia com muito mais consciência e destreza muscular.

Vale mencionar aqui o trabalho desenvolvido pelo atleta norte-americano Tom Brady, que criou um método composto por doze fundamentos para ter uma vida com alto rendimento, o método TB12. Um dos seus princípios é o conceito de maleabilidade muscular. Embora Brady diga que trabalhar a maleabilidade não é fazer massagem, o resultado da prática com o método Self-Healing é muito semelhante justamente por combinar massagem e exercícios, favorecendo uma fibra muscular mais saudável. Brady afirma que nos treinamentos convencionais de performance de atletas a reabilitação física sempre será um mal necessário. Segundo ele:

> *Sem incorporar maleabilidade, seus músculos tornam-se tensos, densos e rígidos. Perdem a função da bomba muscular, o que causa desequilíbrio [...]. Os desequilíbrios levam à compensação muscular. A compensação muscular leva à sobrecarga muscular, e a sobrecarga muscular provoca lesões. Aqui um equilíbrio de fortalecimento, condicionamento e maleabilidade precisa ocorrer, mas não ocorre [...].*[5]

Por outro lado, quando a maleabilidade muscular está desenvolvida, o treino se torna um círculo virtuoso com menor probabilidade de lesões: "Músculos maleáveis são mais macios, mais longos e mais resistentes".[6] Esse é um estado que ajuda a proteger o corpo contra lesões e acelera a recuperação pós-lesões. É importante destacar que, embora essa seja uma estratégia direcionada ao público de alta performance do esporte, pode se estender a todos.

[5] BRADY, Tom. **O Método TB12**: como alcançar uma vida inteira de alto rendimento. Rio de Janeiro: Intrínseca, 2018, p. 48.
[6] *Ibid.*, p. 55.

Assim, para esta última etapa da jornada da proatividade corporal, trazemos duas diretrizes para trabalhar movimentos e força:

1. Antes de realizar o trabalho de força muscular, devemos proporcionar ao músculo condições mais saudáveis para funcionar, promovendo, por exemplo, relaxamento e alongamento. Na prática, isso consiste em realizar automassagem nas fibras musculares antes de executar os exercícios de força.

2. Antes ou durante a realização dos exercícios de contração muscular, devemos visualizar o movimento desejado. Isso faz com que os circuitos cerebrais, que enviam o comando ao músculo, sejam mais eficientes, e os movimentos, mais refinados.

A seguir, realizaremos três tipos de práticas:

* Exercícios de fortalecimento com automassagem e visualização.
* Trabalho vibracional sobre os ossos.
* Meditação de ancoramento.

Exercícios de fortalecimento com automassagem e visualização

Os exercícios aqui apresentados não têm o objetivo de atender a necessidades individuais de ganho de força física. Nesta quinta etapa da jornada da proatividade corporal, as práticas devem ser encaradas como referência e aprendizado para lidar com o trabalho muscular. Considerando que temos mais de seiscentos músculos, seria inviável trazer práticas específicas para cada um deles, mesmo apenas para os de maior tamanho ou os mais usados. Para isso, o ideal é contar com a orientação de um profissional da saúde, como um educador físico, que possa determinar o plano de exercícios mais adequado. Uma vez aprendido o plano fornecido por esse profissional, você pode adotar as orientações a seguir. O importante é que seja uma prática integrada entre corpo e mente.

As práticas desse segmento visam, em primeiro lugar, levar à compreensão de qual parte do corpo está sendo trabalhada e direcionar a atenção para essas áreas. Em seguida, realizaremos uma automassagem nessas regiões, com o pensamento de que esses músculos estão fortes. Depois, passaremos para os movimentos propriamente ditos.

PRÁTICA 1:
MEMBROS INFERIORES

Realize uma automassagem nas pernas, do quadril ao tornozelo. Depois, fique de pé, com os pés encostados um no outro, e coloque as mãos sobre a cintura. Leve o tronco para trás e mantenha o olhar para a frente (figura 14.1). Se conseguir, permaneça nessa postura por 2 minutos. Concentre-se na força das pernas, dos pés até o quadril. Respire profundamente. Descanse e repita essa sequência mais duas vezes.

FIGURA 14.1. TRABALHANDO A FORÇA DOS MEMBROS INFERIORES.

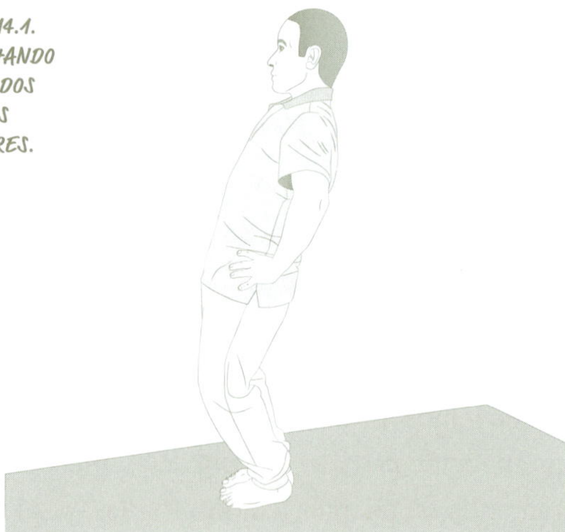

Agora afaste os pés para que fiquem alinhados com o quadril. Abaixe e levante o quadril dez vezes, como faria ao sentar e levantar de uma cadeira. Descanse. Deite-se de barriga para cima e flexione e estenda os joelhos rapidamente, deslizando os calcanhares, de modo que não saiam do chão; faça isso dez vezes. Lembre-se de visualizar suas pernas fortes.

PRÁTICA 2: PÉS, PERNAS E PANTURRILHAS

Sente-se em um colchonete e faça uma automassagem em toda a parte frontal das duas pernas, do tornozelo até o joelho, por aproximadamente 3 minutos para cada uma delas. Em seguida, repita o mesmo processo nos músculos da panturrilha (figura 14.2). Durante a massagem, visualize esses músculos como fortes e bem nutridos. Imagine também que você consegue movimentar seus pés facilmente. Permaneça sentado e estenda as pernas no colchonete, realizando o movimento de flexionar e estender o tornozelo (dorsiflexão e flexão plantar) simultaneamente em ambos os pés. Em seguida, faça movimentos circulares com os pés, indo dez vezes em uma direção e depois dez vezes na direção oposta. Respire profundamente durante toda a prática.

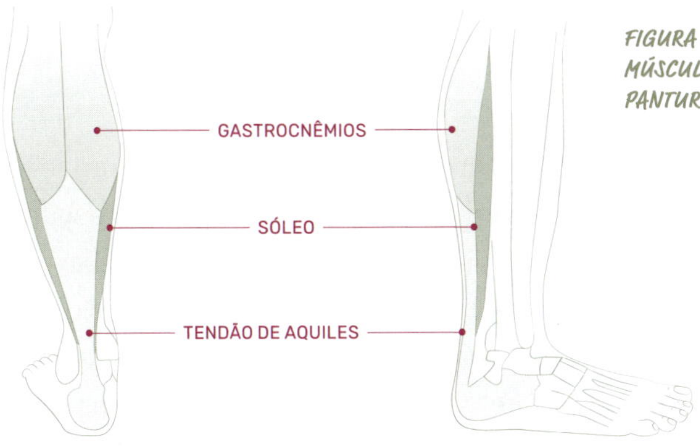

FIGURA 14.2. MÚSCULOS DA PANTURRILHA.

PRÁTICA 3:
COXAS

Sentado em um colchonete, faça uma automassagem nas coxas, tanto na parte frontal quanto na posterior. Enquanto massageia, mantenha os dedos das mãos maleáveis, procurando detectar os pontos de tensão, e visualize suas coxas fortes e flexíveis. Respire profundamente enquanto realiza a automassagem e a visualização. Deite-se de barriga para cima, elevando as pernas a 45°. Estenda os joelhos e depois volte a flexioná-los, fortalecendo os músculos da parte frontal das coxas (figura 14.3). Faça dez repetições e descanse.

FIGURA 14.3. FORTALECENDO OS MÚSCULOS ANTERIORES DA COXA.

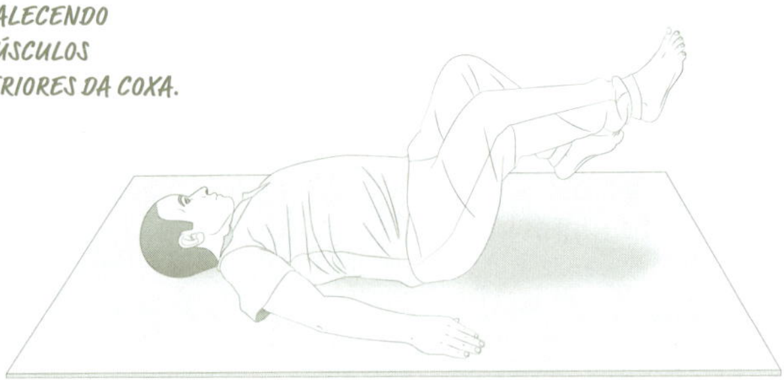

Em seguida, com as duas pernas elevadas a 45°, os joelhos flexionados, realize movimentos semelhantes a uma tesoura, abrindo e fechando as pernas. Faça dez repetições. Abaixe as pernas e descanse. Agora, deite-se com a barriga para baixo, coloque um travesseiro abaixo dos pés e bata-os rapidamente sobre o travesseiro de dez a vinte vezes. Enquanto realiza esses movimentos, concentre-se na força das suas coxas.

PRÁTICA 4:
NÁDEGAS

Sente-se em um colchonete e utilize uma bola de tênis para massagear toda a extensão dos músculos das nádegas. Distribua o peso do corpo sobre os braços enquanto desliza as nádegas sobre a bola de tênis, garantindo que toda a área seja massageada. Enquanto realiza a massagem, visualize esses músculos se tornando cada vez mais fortes. Em seguida, ajoelhe-se e entre na posição de quatro apoios. Mantendo o joelho flexionado, erga uma das pernas (figura 14.4) e permaneça nessa posição enquanto conta até 20, concentrando-se na força dos glúteos. Repita esse processo com a outra perna e realize a sequência mais três vezes.

FIGURA 14.4. FORTALECENDO OS GLÚTEOS.

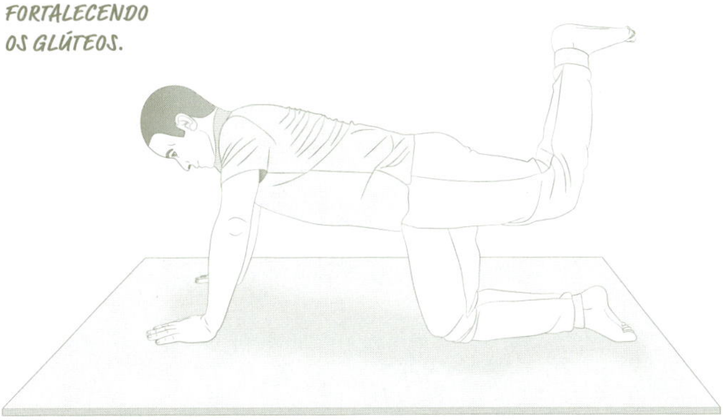

Depois, fique de pé, posicione-se de frente para uma parede e apoie-se nela. Levante uma perna com o joelho flexionado e mantenha essa posição por 20 segundos, focando na força dos glúteos. Faça duas repetições com cada perna.

PRÁTICA 5:
COSTAS

Para esta prática, você precisará de duas bolas de tênis para relaxar os músculos que acompanham a coluna vertebral (figura 14.5).

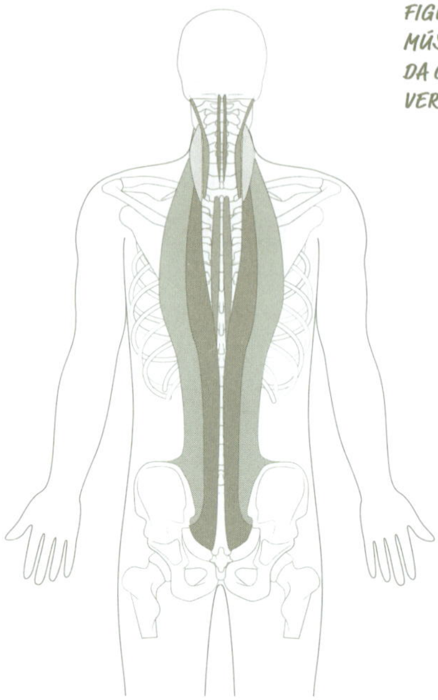

FIGURA 14.5. MÚSCULOS DA COLUNA VERTEBRAL.

Deite-se de barriga para cima, com os joelhos flexionados, e coloque as bolas de tênis debaixo da região lombar, próximas ao osso sacro, uma ao lado da outra. Distribua o peso do corpo sobre elas. Respire e pense na força de suas costas. Com os pés apoiados no colchonete, mova os joelhos para a direita e para a esquerda, massageando a região lombar. Vá subindo aos poucos as bolas de tênis, de forma que toda a extensão inferior de suas costas seja massageada.

Quando as bolinhas estiverem próximas das escápulas, mantenha os joelhos flexionados e junte as mãos para mover os braços em círculo, massageando toda a extensão lateral da coluna vertebral (figura 14.6). Respire profundamente e visualize suas costas relaxadas e fortes durante todo o processo. Repita toda a sequência mais duas vezes.

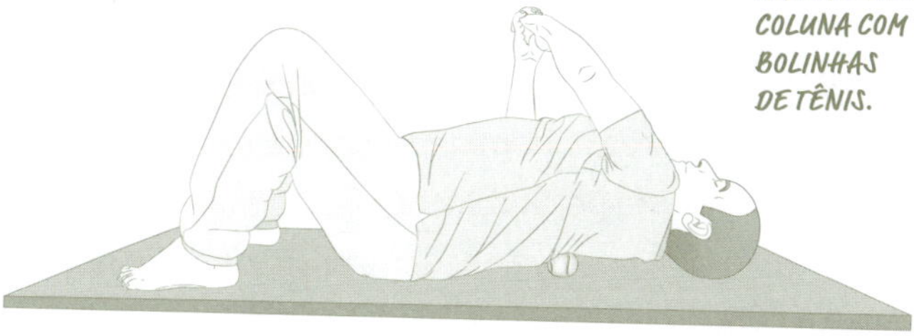

FIGURA 14.6. MASSAGEM NA COLUNA COM BOLINHAS DE TÊNIS.

Em seguida, ainda deitado de barriga para cima, suspenda as pernas, segurando nos joelhos, e mova-as em círculos para alongar a região lombar. Respire. Agora, ajoelhe-se e coloque as mãos no chão, entrando na posição de quatro apoios. Nessa posição, mova a torácica para cima e para baixo. Faça isso considerando as costas como um todo: inspire e, elevando a cabeça, abaixe o centro das costas; ao expirar, volte, abaixando a cabeça e subindo o meio das costas (figura 14.7). Por fim, sente-se e mova o tronco em círculos, experimentando a fluidez dos movimentos e a flexibilidade das costas.

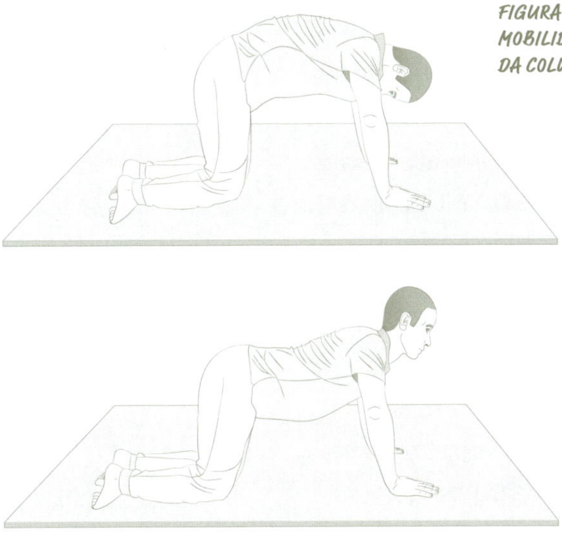

FIGURA 14.7. MOBILIDADE DA COLUNA.

PRÁTICA 6:
ABDÔMEN

Deite-se com as costas apoiadas e flexione os joelhos. Se tiver um creme ou óleo de massagem, aplique um pouco nas mãos e massageie o abdômen em movimentos circulares, mantendo as pernas em flexão e movendo-as lentamente para a direita e para a esquerda. Concentre-se em respirar profundamente e em relaxar completamente a área abdominal. Visualize seu abdômen tornando-se mais forte para proporcionar estabilidade ao seu corpo. Em seguida, com os joelhos flexionados e as mãos sob a nuca, levante e abaixe a cabeça lentamente, mantendo o abdômen contraído: inspire com a cabeça apoiada e, ao expirar, levante-a, contraindo o abdômen. Faça quinze repetições desse exercício, descanse e repita mais duas séries de quinze. Estenda as pernas e descanse.

PRÁTICA 7:
PEITORAIS

Deite-se em um colchonete e, com os dedos bem maleáveis, massageie toda a área dos músculos peitorais (figura 14.8), incluindo, se for o caso, o entorno dos seios. Se preferir, use creme ou óleo de massagem para facilitar o deslizamento dos dedos.

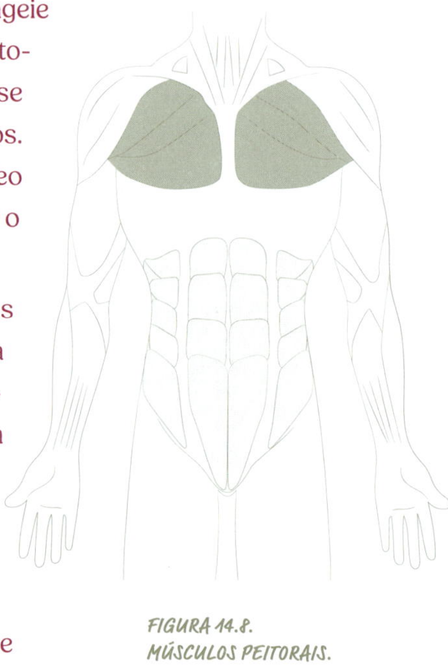

FIGURA 14.8.
MÚSCULOS PEITORAIS.

Em seguida, segure duas garrafas de 500 mL de água cheias em cada mão e mantenha-as acima do peito, com os braços estendidos para o teto. Inspirando, abra os braços lateralmente, até encostarem no colchonete, e, no ritmo da expiração, volte a aproximá-los. Faça dez repetições desse movimento, concentrando-se na força dos músculos peitorais. Se necessário, aumente a carga. Descanse e repita mais duas vezes toda a sequência.

Depois, segurando as garrafas próximas uma da outra com os braços estendidos para o teto, leve os braços para trás, acima da cabeça, e depois volte até a linha do peitoral. Inspire ao levar os braços para trás e expire ao trazê-los para a frente. Faça dez repetições desse exercício. Descanse e faça mais duas séries de dez repetições.

PRÁTICA 8: BRAÇOS E ANTEBRAÇOS

Sente-se ou deite-se e faça uma automassagem nos braços e antebraços para relaxar os músculos, desde os punhos até os ombros. Concentre-se na força dos braços e antebraços durante a massagem. Em seguida, caso esteja sentado, deite-se em um colchonete segurando duas garrafas de 500 mL de água cheias. Eleve os braços e mantenha-os estendidos em direção ao teto e levemente inclinados para trás, deixando os cotovelos mais próximos das orelhas. Agora, flexione e estenda os cotovelos, concentrando-se na força dos músculos tríceps braquiais. Faça dez repetições. Descanse e abaixe os braços, posicionando-os ao longo do corpo, ainda segurando as garrafas. A partir dessa posição dos braços, faça mais dez repetições de flexão e extensão, desta vez concentrando-se na força dos músculos bíceps braquiais (figura 14.9).

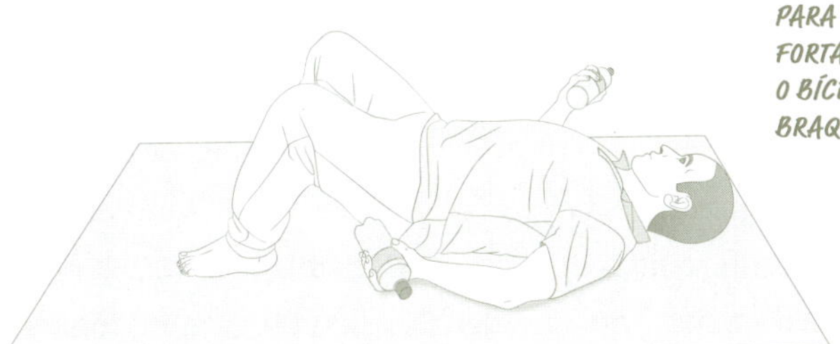

FIGURA 14.9. FLEXÃO E EXTENSÃO PARA FORTALECER O BÍCEPS BRAQUIAL.

Em seguida, com os cotovelos flexionados e bem apoiados, com as garrafas nas mãos, mova os braços em círculos, dez vezes em cada direção, pensando na força dessa parte do corpo. Ainda sem soltar as garrafas, com os cotovelos ainda flexionados, faça movimentos circulares com as mãos, dez vezes em uma direção e dez vezes na outra. Pare, descanse e depois flexione e estenda os punhos dez vezes. Abaixe os braços e as mãos. Descanse e repita toda a sequência mais duas vezes.

PRÁTICA 9: MÃOS

Sente-se em uma cadeira com uma mesa à frente. Apoie uma das mãos sobre a mesa e a massageie com a outra mão, tanto a parte dorsal quanto a palma. Repita o processo na mão contrária. Em seguida, abra e feche as mãos pelo menos trinta vezes, com os olhos fechados, concentrando-se na força delas. Agora, mantenha a mão esquerda apoiada na mesa com o dorso voltado para cima. Levante cada dedo, um por um e, com a outra mão, resista ao movimento, empurrando os dedos para baixo (figura 14.10).

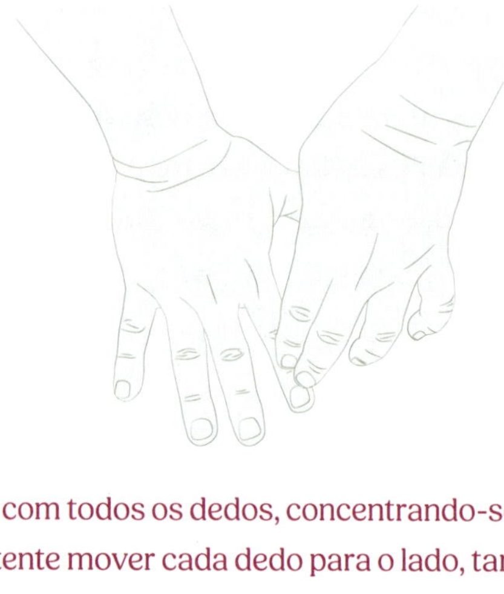

FIGURA 14.10. MOVIMENTO DE CONTRARRESISTÊNCIA COM OS DEDOS.

Faça isso com todos os dedos, concentrando-se na força deles. Em seguida, tente mover cada dedo para o lado, também resistindo ao movimento com a outra mão. Por fim, empurre cada dedo, um a um, para baixo contra a mesa. Descanse e repita toda a sequência na outra mão. Ao final, abra e feche as mãos novamente e sinta a diferença. Descanse.

PRÁTICA 10: PESCOÇO

Sente-se ou fique de pé e mova o pescoço em círculos em ambas as direções. Depois, massageie-o com as duas mãos, focando em pontos de tensão e dor. Mantenha os movimentos suaves, imaginando que os dedos proporcionam alívio e vigor ao pescoço. Respire profundamente durante a massagem. Em seguida, realize exercícios de resistência, empurrando a cabeça para a frente, para trás e para os lados enquanto resiste ao movimento com as mãos (ver p. 227). Repita todo esse processo mais duas vezes, focando na sensação de leveza e facilidade de movimento no pescoço.

Trabalho vibracional sobre os ossos

Neste tópico, iremos realizar vibrações nos ossos. A prática da tapotagem é realizada pelos terapeutas educadores do método Meir-Schneider - Self-Healing com o propósito de estimular os osteoblastos, como discutido anteriormente no capítulo 3. Ao realizá-la, estimulamos a síntese dessas células, responsáveis pela renovação do tecido ósseo. O tecido ósseo é um dos mais vibrantes e dinâmicos do nosso organismo, e é o que mais rapidamente se regenera em caso de lesões. Ao realizarmos automassagens com foco nos ossos, podemos sentir a vibração e presença no corpo como um todo, o que torna esta técnica uma maneira eficaz de estarmos conscientemente conectados com nosso corpo.

PRÁTICA 1:
VITALIDADE COM AUTOMASSAGEM DE TAPOTAGEM SOBRE OS OSSOS

Caso você tenha osteoporose ou osteopenia, é importante obter aval médico antes de realizar essa prática. Talvez também seja necessário aplicar menos pressão nas mãos.

- Sente-se em uma cadeira e comece a fazer automassagem de tapotagem nos ossos (figura 14.11): com as mãos em punho ou em concha, inicie dando leves batidas nos braços. Massageie com vigor e de maneira rítmica, sem intervalo entre as batidas, por pelo menos 10 minutos. Após os braços, bata suavemente nas costelas, no rosto e, por último, na bacia, nas coxas e pernas, aplicando mais intensidade nestas áreas devido à maior cobertura de músculos que separa a pele dos ossos. Realize essa prática com a intenção de sentir vitalidade.

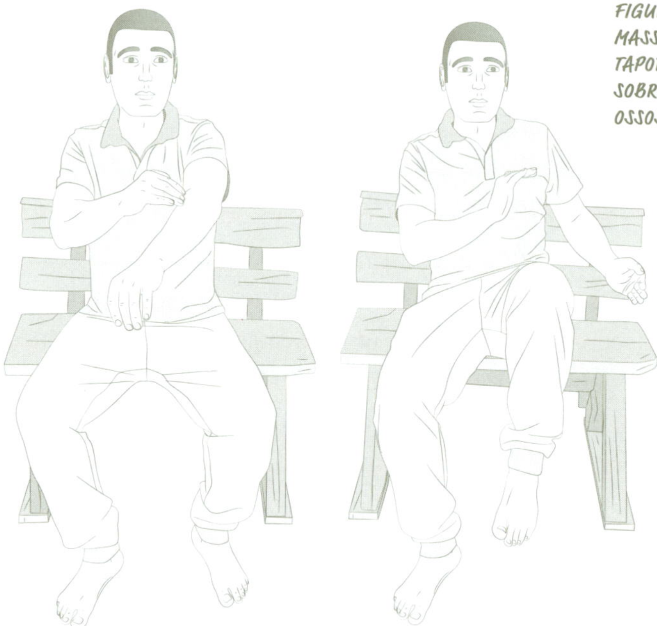

FIGURA 14.11. MASSAGEM DE TAPOTAGEM SOBRE OS OSSOS.

PRÁTICA 2:
MOVIMENTOS DE IMPACTO

Assim como na prática anterior, é importante ser cuidadoso se você tiver osteoporose ou osteopenia. Se esse for o caso, o ideal é obter aval médico antes de realizar a prática.

Fique de pé e impulsione seu corpo algumas vezes para frente e para trás com os pés, ora encostando os dedos no chão, ora encostando os calcanhares. Pule algumas vezes para sentir o impacto e a vibração de todo o seu corpo. Deite-se no chão, numa superfície um pouco dura, mas ainda suportável para você. Use um travesseiro para proteger a cabeça do impacto do exercício. Deite-se de lado e empurre o chão para rolar o corpo para o outro lado. Mantenha as pernas estendidas e o pé de cima apoiado sobre o pé de baixo para facilitar o movimento. Repita esse rolamento pelo menos dez vezes em cada direção. Em seguida, sente-se para realizar a prática de meditação a seguir.

Meditação de ancoramento

As práticas de meditação a seguir têm como objetivo ancorar a consciência, reforçando a unidade corpo-mente e reposicionando o corpo e os pensamentos como uma âncora que determina nosso estado físico e mental.

PRÁTICA 1:
MEDITAÇÃO DE ESCANEAMENTO CORPORAL

É recomendado realizar esta meditação após os exercícios anteriores, especialmente os dois últimos.

Sente-se em uma almofada ou cadeira, mantendo a coluna ereta. Procure esvaziar a mente e direcionar toda a sua atenção para o corpo. Faça uma observação contínua e rápida, conectando-se com a vibração sentida nos exercícios anteriores. Concentre-se apenas nas sensações vibrantes dos seus ossos e do seu corpo. Deixe sua atenção percorrer o corpo como um todo, começando pelos pés e indo até o topo da cabeça, percebendo cada célula. Essa prática, chamada de escaneamento, envolve percorrer com os pensamentos toda a superfície do corpo, sem deixar de perceber nenhuma parte. Respire profundamente e de forma contínua.

PRÁTICA 2: MEDITAÇÃO DO "SIM" E DO "NÃO"

Essa meditação deve ser realizada apenas após os exercícios de fortalecimento (veja as práticas do tópico "Exercícios de fortalecimento com automassagem e visualização", p. 241-251). A ideia aqui é reforçar o pensamento daquilo que você deseja obter ou aceitar, alinhado com o melhor de você mesmo. Mentalize "Sim" para os pensamentos que representam esse estado desejado e "Não" para os pensamentos contrários.

Sente-se confortavelmente e dê vazão a quaisquer pensamentos que surjam. A cada pensamento, simplesmente receba-o com um outro pensamento, que pode ser um "Sim" ou um "Não". Descanse após a prática.

CAPÍTULO 15

CRIANDO UM PROGRAMA E UMA ROTINA PROATIVA E PREVENTIVA

"Você pode escolher ficar à mercê da doença ou do envelhecimento ou embarcar na fascinante e infinita aventura de explorar, descobrir e cuidar do seu corpo! Tem sido minha salvação!"

Beatriz Nascimento

Várias vezes, neste livro, levantamos o questionamento sobre o rumo que damos à integração corpo-mente. Será que nossas ações diárias nos conduzem a um estilo de vida mais ou menos saudável? Com mais ou menos estabilidade mental e emocional? Nossas escolhas cotidianas nos proporcionam vitalidade ou nos esgotam? Ao tentar responder a essas perguntas, é crucial considerar se estamos valorizando a vida, se estamos reafirmando que a vida é importante e que as pessoas ao nosso redor também o são.

Esse senso de valorização pode ser o impulso necessário para nos mantermos vivos e engajados em adotar uma postura proativa em relação ao corpo e à mente. Sem motivação, nada do que foi discutido até agora tem muito significado. Portanto, devemos estar atentos ao curso que estamos dando à nossa vida, especialmente se nos sentimos paralisados por algum condicionamento. Esses condicionamentos podem retardar nosso progresso, mas nunca nos impedir de avançar em direção a uma vida melhor.

Há um texto de Richard Moss, médico e estudioso da consciência humana, que elenca três elementos-chave que, se integrados aos nossos condicionamentos, promovem a harmonia entre consciência, instinto e espírito. Embora não tenhamos explorado aqui neste livro conceitos detalhados sobre instinto e espírito, eles estão implícitos em qualquer aspecto que demande transformação ou a que aspiremos para alcançar a saúde plena. Os elementos que Moss apresenta são essenciais para estabelecer qualquer processo terapêutico:[1]

1. **NOVIDADE CRIATIVA:** ao estarmos receptivos ao novo, em um contexto de experiência e aprendizado do corpo e da mente, avançamos para além dos nossos condicionamentos passados, rumo à libertação das limitações mentais e emocionais.

2. **ATENÇÃO INTENSA:** ao concentrarmos nossa mente no momento presente, desenvolvendo uma percepção mais aguçada, buscando o silêncio interior e sintonia com o movimento e os sons internos, caminhamos em direção à autocura e à harmonia entre as diversas camadas do nosso ser.

3. **ESPÍRITO INCLUSIVO:** ao cultivarmos e equilibrarmos nossa verdade interna individualmente, abrimos espaço para que esse "eu" individual se expanda e abranja todo o universo, em uma teia de amor e aceitação de cada ser.

Esse pensamento reforça a visão sobre os benefícios da abordagem proativa no que diz respeito à integração corpo-mente.

Ao tratar de qualquer questão relacionada à saúde, é essencial trabalhar essa integração simultaneamente, fundamentando-a em

[1] MOSS, Richard. El misterio de estar sano. *In*: CARLSON, Richard; SHIELD, Benjamin (org.). **La nueva salud**. Buenos Aires: Editorial Troqvel, 1993. p. 54-62.

três aspectos: as crenças, a gentileza e o desenvolvimento da consciência corporal no cotidiano.

O tema das crenças foi amplamente discutido no capítulo 8, mas vale reforçar a importância de estarmos vigilantes em relação aos nossos pensamentos e ao que os origina. Será que eles surgem de situações mal resolvidas, de um estado de menor confiança ou de outras motivações que não refletem nossa essência mais profunda? Compreender essa origem facilita a renúncia de crenças que não nos conduzem à felicidade. A prática da meditação aliada ao movimento corporal também favorece essa "libertação" mental, evitando as armadilhas dos condicionamentos e do automatismo do dia a dia. A solução está na vigilância constante.

O segundo ponto fundamental é o desenvolvimento do espírito da gentileza. A integração corpo-mente nos permite cultivar um autocuidado mais completo e compassivo, abrangendo tanto o corpo físico quanto a qualidade dos nossos pensamentos. O foco deve estar na pergunta: "O que posso fazer para ampliar o autocuidado na minha vida?". A resposta, porém, não deve provir da mente, mas da escuta atenta do corpo. É dessa escuta que devem emergir as ações necessárias para atender as demandas do corpo e da mente quando a pergunta foi formulada.

Por fim, o desenvolvimento da consciência corporal favorece a libertação dos condicionamentos físicos e mentais. Quando os pensamentos estão calmos e positivos e o corpo se mantém respirando sem bloqueios, reflexões intuitivas podem surgir com mais clareza. Quanto maior for nossa atenção ao corpo, menor será a influência das marcas deixadas pelo sofrimento. Quando nos sentimos suficientemente cuidados, naturalmente podemos estender esse cuidado aos outros e ao nosso ambiente. Em outras palavras, o autocuidado abre portas que também abraçam aqueles que são importantes para nós e o mundo como um todo. Ao reconhecermos a importância do todo, reconhecemos que também estamos incluídos nesse contexto e que devemos começar por nós mesmos, sendo exemplos de autocuidado, dedicação e amor à vida.

Por esse motivo, o autoconhecimento é algo que devemos sempre buscar, pois só podemos transformar aquilo que conhecemos. Não podemos mudar o que não compreendemos. Quando nos conhecemos melhor, podemos adotar uma postura vigilante em relação à nossa vida, caracterizada pela atenção cuidadosa e amorosa ao nosso bem-estar e à nossa saúde integral. Isso não tem nada a ver com rigidez mental; trata-se de uma postura atenta que começa ao acordarmos de manhã, determinando que desejamos fazer escolhas positivas durante o dia, e que continua quando nos preparamos para dormir à noite, liberando tudo o que está em nossa mente para garantir um sono reparador.

Sugerimos aqui uma lista de verificação de percepções para ajudar a começar o dia da melhor forma possível e também para encerrá-lo da mesma maneira. As necessidades corporais e os desafios da vida podem variar de um dia para o outro, mas é importante enfrentá-los.

Checklist da manhã

Antes mesmo de sair da cama, deitado, faça uma varredura corporal, procurando perceber as sensações em seu corpo, identificando áreas de tensão ou desconforto. Reconheça também as áreas que fazem você se sentir bem e valorize isso. Em seguida, faça alguns alongamentos e automassageie as áreas que mais necessitam. Você pode utilizar os exercícios apresentados nos capítulos anteriores ou adaptá-los de acordo com suas necessidades. Sente-se confortavelmente e pratique uma técnica de respiração, seguida por uma das meditações ensinadas aqui.

Checklist da noite

A preparação para uma boa noite de sono é crucial. Portanto, dedicar alguns minutos à auto-observação pode ser um excelente exercício. Observe as sensações em seu corpo e relaxe as áreas que considerar importantes, da mesma forma como fez pela manhã. Em seguida, esvazie a mente. Você pode praticar uma das técnicas de meditação apresentadas ou simplesmente relaxar, revisitando mentalmente seu dia, de trás para frente, e procurando esquecer cada preocupação. Isso pode ser feito em poucos minutos. O importante é deixar o que passou para trás e manter em paz sua mente e seu corpo. Você estará pronto para dormir.

Para concluir, alguns tópicos essenciais para manter uma postura proativa em relação ao corpo:

1. O relaxamento corporal é fundamental para o autocuidado, deixando-nos mais receptivos ao nosso próprio corpo.
2. Podemos revitalizar nosso corpo através de práticas de respiração e estímulo corporal.
3. Alimentar-se bem é uma parte crucial da atitude proativa, pois influencia a saúde de forma geral.
4. A concentração em um centro de equilíbrio traz benefícios tanto físicos quanto mentais, tendo sua representação em um ponto específico do corpo.
5. Devemos identificar os condicionamentos em nosso corpo e buscar atenuá-los através dele.
6. Ao focarmos nossa atenção no corpo, o pensar cede lugar ao sentir e, eventualmente, ao esvaziamento da mente.

7. Para acessar nossa verdade interior, precisamos nos desapegar dos condicionamentos mentais, e o corpo pode ajudar nesse processo.
8. A memória do trauma pode ser mais perturbadora do que o próprio trauma, mas podemos acessá-la com gentileza, com a ajuda do corpo.
9. O congelamento físico e psíquico dificulta nossa autoconsciência e nossa percepção clara e profunda do ambiente.
10. Nossa jornada pessoal reverbera no coletivo e vice-versa. Portanto, devemos ser proativos na integração corpo-mente.
11. Devemos fazer nossa parte da melhor maneira possível, sem julgamentos, entendendo que tudo contribui para nossa evolução.
12. Em vez de lutar contra algo, devemos usar nossa energia para contornar o problema. A serenidade é essencial para manter a saúde e a paz.

MAPA CORPORAL

Você pode fazer uso deste mapa para registrar os eventos de conforto e desconforto no seu corpo. Ele pode funcionar como uma espécie de diário, onde você anota os eventos, como as práticas que fez, ou algo da sua rotina que alterou suas percepções a respeito da sua estrutura corpo-mente. Pinte com cores claras os locais de maior conforto, bem-estar e desempenho e com cores escuras onde sente algum desconforto, limitação ou dor.

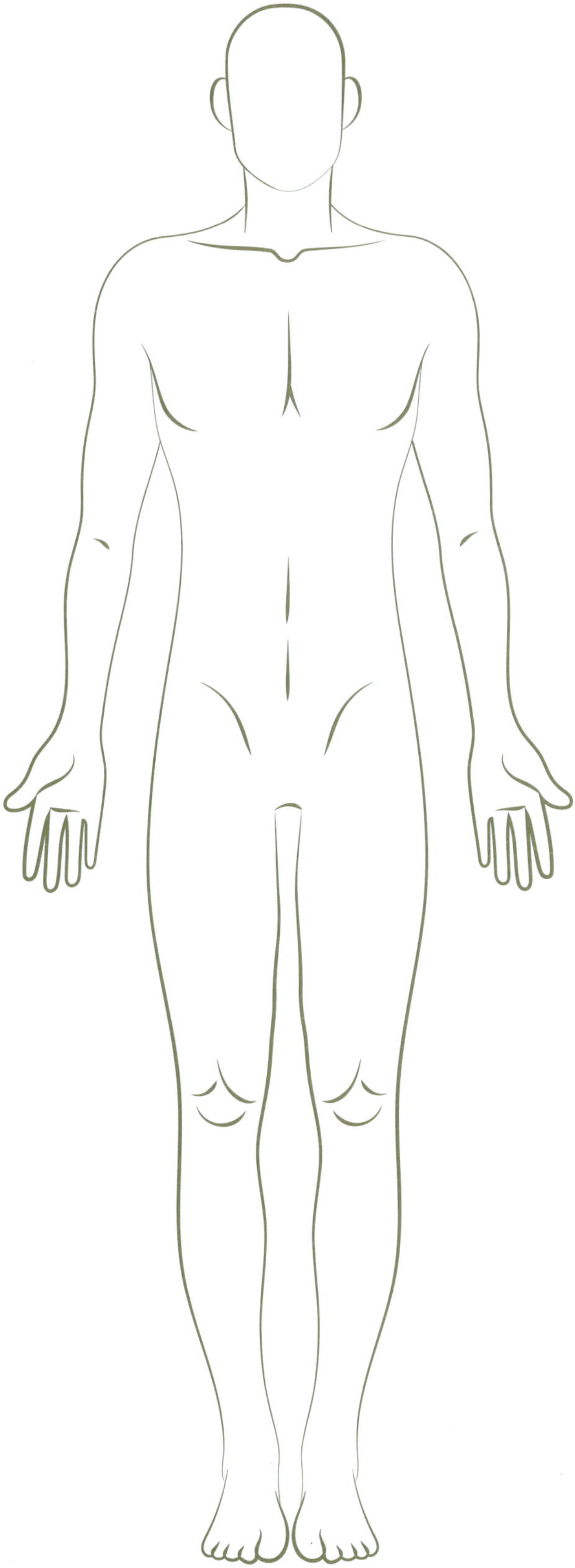

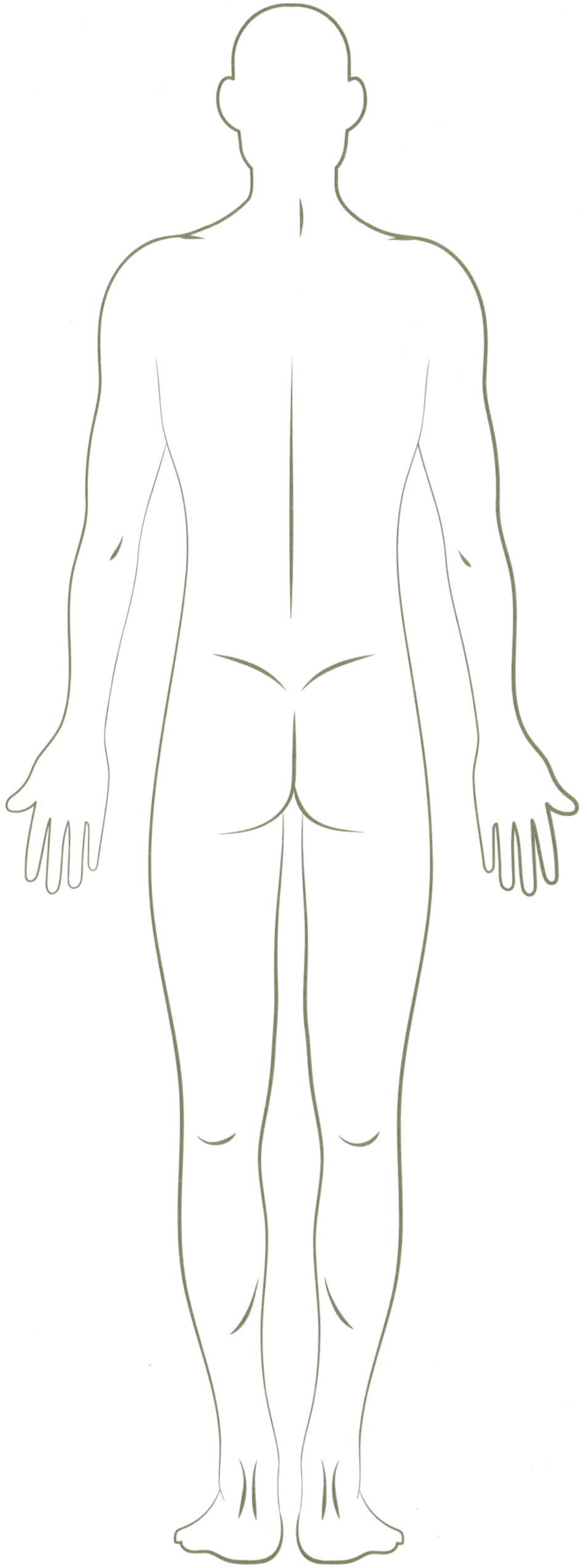

ACKLAND, Lesley. **Pilates**: modele seu corpo e transforme sua vida. São Paulo: Pensamento, 2011.

BAKER, Coleman A. "Between stimulus and response, there is a space. In that space lies our freedom and our power to choose our response. In our response lies our growth and our happiness". **Medium**, 24 jan. 2018. Disponível em: https://medium.com/@colemanabaker/between-stimulus-and-response-there-is-a-space-ad5261e3c74e. Acesso em: 17 jun. 2025.

BAPTISTA, Marcio R.; DANTAS, Estélio H. M. Yoga no controle de stress. **Fitness & Performance Journal**, v. 1, n. 1, p. 12-20, 2002.

BARAN, Ronni *et al.* Microgravity-related changes in bone density and treatment options: A systematic review. **International Journal of Molecular Sciences**, v. 23, n. 15, 3 ago. 2022.

BECK, Judith S. **Terapia cognitivo-comportamental**: teoria e prática. Porto Alegre: Artmed, 2014.

BISQUERRA, Rafael. **Educación emocional y bienestar**. Madrid: Wolters Kluwer, 2008.

BOCANEGRA, Jennifer L.; ADIKES, Rebecca; QUINTERO, Omar A. Myosin XIX. **Advances in Experimental Medicine and Biology**, n. 1239, p. 439-451, maio 2020.

BRADY, Tom. **O Método TB12**: como alcançar uma vida inteira de alto rendimento. Rio de Janeiro: Intrínseca, 2018.

BRASIL. Ministério da Saúde. **Pesquisa aponta que quase 37% dos brasileiros acima de 50 anos têm dores crônicas**. 2023. Disponível em: https://www.gov.br/saude/pt-br/assuntos/noticias/2023/dezembro/

pesquisa-aponta-que-quase-37-dos-brasileiros-acima-de-50-anos-tem-dores-cronicas. Acesso em: 19 mar. 2025.

BRASIL. Ministério da Saúde. **Práticas Integrativas e Complementares em Saúde (PICS)**. [*s. d.*]. Disponível em: https://www.gov.br/saude/pt-br/assuntos/saude-de-a-a-z/p/pics. Acesso em: 19 mar. 2025.

BREMER, Benno *et al.* Mindfulness meditation increases default mode, salience, and central executive network connectivity. **Scientific Reports**, v. 12, n. 13219, 2022.

BURCH, Vidyamala. **Viva bem com a dor e a doença**: o método da atenção plena. São Paulo: Summus, 2011.

CARDOSO, Maria E. Oliveira; CALDAS, Renilza R. As crenças limitantes no desenvolvimento cognitivo dos adultos e as contribuições da terapia cognitiva comportamental. **Revista Cathedral**, v. 5, n. 4, 2023. Disponível em: http://cathedral.ojs.galoa.com.br/index.php/cathedral/article/view/694. Acesso em: 17 mar. 2025.

CARLSON, Richard; SHIELD, Benjamin (org.). **La nueva salud**. Buenos Aires: Editorial Troqvel, 1993.

CASTRO, Denise de. **O método corpo intenção**: uma terapia corporal da prática à teoria. São Paulo: Summus, 2016.

CATALANO, Ellen M.; HARDIN, Kimeron N. **Dores crônicas**: um guia para tratar e prevenir. São Paulo: Summus, 2004.

CONTE, Juliana. Perda de músculos depois dos 50 anos. **Portal Drauzio Varella**, 11 ago. 2020. Disponível em: https://drauziovarella.uol.com.br/60mais/perda-de-musculos-depois-dos-50-anos/. Acesso em: 12 mar. 2025.

COSTA, Juliana de O. *et al.* Tratamento da artrite reumatoide no Sistema Único de Saúde, Brasil: gastos com infliximabe em comparação com medicamentos modificadores do curso da doença sintéticos, 2003 a 2006. **Cadernos de Saúde Pública**, v. 30, n. 2, p. 283-295, 2014.

DAVIDSON, Richard J. *et al.* Alterations in brain and immune function produced by mindfulness meditation. **Psychosomatic Medicine**, v. 65, n. 4, p. 564-570, jul.-ago. 2003.

DE FILIPPI, Eleonora *et al.* Meditation-induced effects on whole-brain structural and effective connectivity. **Brain Structure and Function**, v. 227, n. 6, p. 2087-2102, 2022.

DÜRCKHEIM, Karlfried Graf. **Hara**: o centro vital do homem. São Paulo: Pensamento, 1998.

FELDENKRAIS, Moshe. **Consciência pelo movimento**. São Paulo: Summus, 1977.

FIAMENGHI, Geraldo A. **Motivos e emoções**. São Paulo: Memnon: Editora Mackenzie, 2001.

GALLESE, Vittorio *et al.* Action recognition in the premotor cortex. **Brain**, v. 119, n. 2, p. 593-609, 1996.

GARVES, Wilson C. *et al.* Promoção da saúde na gestão de pessoas: experiência no contexto da gestão pública. **Revista Interdisciplinar de Promoção da Saúde**, v. 1, n. 2, 2018.

GARVES, Wilson C. **Exercício de andar de costas**: uma prática do Método Self-Healing de Meir Schneider sob a ótica da biomecânica e da neurociência. 2006. Monografia (Especialização em Fisiologia, Biomecânica, Traumatologia e Reabilitação do Exercício e do Esporte). São Paulo: Universidade de São Paulo, 2006.

GARVES, Wilson C. **Toque terapêutico**: ciência e sensibilidade. Curitiba: Appris, 2023.

HUNG, Dr. Cho Ta. **Exercícios chineses para a saúde**: a antiga arte do tsa fu pei. São Paulo: Pensamento, 1995.

INTERNATIONAL ASSOCIATION FOR THE STUDY OF PAIN. **IASP announces revised definition of pain**. 2020. Disponível em: https://www.iasp-pain.org/publications/iasp-news/iasp-announces-revised-definition-of-pain/. Acesso em: 12 mar. 2024.

JANSSEN, Thierry. **A solução interior**. Rio de Janeiro: BestSeller, 2008.

KAADA, Birger; TORSTEINBØ, Ove. Increase of plasma beta-endorphins in connective tissue massage. **General Pharmacology**, v. 20, n. 4, p. 487-489, 1989.

KOCH, Marianne. **La inteligencia corporal**: todo lo que debes saber para mantenerte joven. Barcelona: Sirio, 2003.

LEGRAIS, Boune; ALTENBACH, Gilbert. **Os 12 segredos mágicos da juventude e da longevidade**. São Paulo: Letras & Letras, 1996.

LEWIS, Dennis. **O Tao da respiração natural**: para a saúde, o bem-estar e o crescimento interior. São Paulo: Pensamento, 2003.

LIM, Chin L.; BYRNE, Chris; LEE, Jason K. Human thermoregulation and measurement of body temperature in exercise and clinical settings. **Annals**, Academy of Medicine, Singapore, v. 37, n. 4, p. 347-353, abr. 2008.

LOURENCO, Mychael V. *et al.* Exercise-linked FNDC5/irisin rescues synaptic plasticity and memory defects in Alzheimer's models. **Nature Medicine**, v. 25, p. 165-175, 2019.

McEWEN, Bruce; LASLEY, Elizabeth N. **O fim do estresse como nós o conhecemos**. Rio de Janeiro: Nova Fronteira, 2003.

MINISTÉRIO DA SAÚDE. Biblioteca Virtual em Saúde. **"Agir para a saúde óssea"**: 20/10 - Dia Mundial e Nacional da Osteoporose. [*s. d.*]. Disponível em: https://bvsms.saude.gov.br/agir-para-a-saude-ossea-20-10-dia-mundial-e-nacional-da-osteoporose/. Acesso em: 12 mar. 2025.

MINISTÉRIO DA SAÚDE. Biblioteca Virtual em Saúde. **"Construir ossos melhores"**: 20/10 - Dia Mundial e Nacional da Osteoporose. [*s. d.*]. Disponível em: https://bvsms.saude.gov.br/construir-ossos-melhores-20-10-dia-mundial-e-nacional-da-osteoporose/. Acesso em: 12 mar. 2025.

MINISTÉRIO DA SAÚDE. Biblioteca Virtual em Saúde. **"Usar o coração para cada coração"**: 29/9 - Dia Mundial do Coração. Disponível em: https://bvsms.saude.gov.br/usar-o-coracao-para-cada-coracao-29-9-dia-mundial-do-coracao/. Acesso em: 12 mar. 2025.

MONSERRAT, Laia. **La revolución del hara**: leibterapia y técnicas de centramiento. Barcelona: Kairos, 2017.

OLIVEIRA, Gilberto G. de. **A pedagogia da neurociência**: ensinando o cérebro e a mente. Curitiba: Appris, 2015.

ORGANIZAÇÃO MUNDIAL DA SAÚDE. **Osteoarthritis**. [*s. d.*]. Disponível em: https://www.who.int/news-room/fact-sheets/detail/osteoarthritis. Acesso em: 12 mar. 2025.

PINTO, Jussara de M.; SOARES, Léa B. T. **Método Meir Schneider de Autocura (Self-Healing)**. São Carlos: EdUFSCar; São Paulo: Hucitec, 2002.

PRATICANTES CELEBRAM Dia Mundial da Ioga em várias partes do mundo; veja. **G1**, 21 jun. 2015. Disponível em: https://g1.globo.com/mundo/noticia/2015/06/praticantes-celebram-dia-mundial-da-ioga-em-varias-partes-do-mundo-veja.html#:~:text=S%C3%A3o%20mais%20de%20200%20milh%C3%B5es,patrim%C3%B4nio%20cultural%20imaterial%20da%20humanidade. Acesso em: 12 mar. 2025.

RANGANATHAN, Vinoth K. *et al.* From mental power to muscle power: gaining strength by using the mind. **Neuropsychologia**, v. 42, n. 7, p. 944-956, 2004.

SCHNEIDER, Meir; LARKIN, Maureen; SCHNEIDER, Dror. **Manual de autocura**: método Self-Healing. São Paulo: Triom, 1998. v. 1.

SCHNEIDER, Meir. **Movimento para autocura**. São Paulo: Cultrix, 2005.

SCHNEIDER, Meir. **Saúde visual por toda a vida**: 10 passos para aperfeiçoar a sua visão de modo natural. São Paulo: Cultrix, 2012.

SHACKELL, Erin M.; STANDING, Lionel G. Mind over matter: mental training increases physical strength. **North American Journal of Psychology**, v. 9, n. 1, 2007.

SINGLETON, Omar *et al.* Change in brainstem gray matter concentration following a mindfulness-based intervention is correlated with improvement in psychological well-being. **Frontiers Human Neuroscience**, v. 8, n. 33, fev. 2014.

SOCIEDADE BRASILEIRA DE ORTOPEDIA. **Aumenta o número de mortes por doenças cardiovasculares no primeiro semestre de 2021**. 2023. Disponível em: https://www.portal.cardiol.br/post/aumenta-on%C3%BAmero-de-mortes-por-doen%C3%A7as-cardiovasculares-no-primeiro-semestre-de-2021. Acesso em: 12 mar. 2025.

SOCIEDADE BRASILEIRA DE ORTOPEDIA. **SBOT lança vídeo com orientações sobre artrose e atividade física**. [*s. d.*]. Disponível em: https://sbot.org.br/sbot-lanca-video-com-orientacoes-sobre-artrose-e-atividade-fisica/. Acesso em: 12 mar. 2025.

TAREN, Adrienne A.; CRESWELL, David; GIANAROS, Peter J. Dispositional mindfulness co-varies with smaller amygdala and caudate volumes in community adults. **PLoS One**, v. 8, n. 5, 22 maio 2013.

ZALPOUR, Christoff *et al.* **Anatomia e fisiologia para fisioterapeutas**. São Paulo: Santos, 2005.

ZULAR, Artur. **Sucesso sem stress**. São Paulo: BestSeller, 2000.

Sites consultados

Academia da Paz - www.academiadapaz.com.br (acesso em: 12 mar. 2025)

Associação Brasileira de Eutonia - https://www.eutonia.org.br/ (acesso em: 12 mar. 2025).

Centro de Valorização da Vida - https://cvv.org.br/ (acesso em: 12 mar. 2025).

Codependentes Anônimos - https://www.codabrasil.org.br/ (acesso em: 12 mar. 2025).